Herausgeberin
Monika C. M. Müller

Gut gemeint – gut gemacht?

Professionalisierung der Sterbebegleitung und Zukunft der Hospizarbeit

21. Loccumer Hospiztagung 2018

Dr. Monika C. M. Müller (Hrsg.): Gut gemeint – gut gemacht? Professionalisierung der Sterbebegleitung und Zukunft der Hospizarbeit, 21. Loccumer Hospiztagung 2018, Loccumer Protokolle 25/2018, Rehburg-Loccum 2018.

Dokumentation einer Tagung der Evangelischen Akademie Loccum vom 27. bis 29. April 2018 in Kooperation mit Ev.-luth. Landeskirche Hannovers und Zentrum für Gesundheitsethik an der Ev. Akademie Loccum (ZfG).

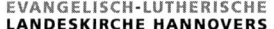
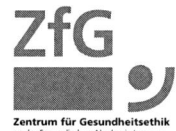

Tagungsplanung und -leitung: Dr. Monika C. M. Müller (EAL), Dr. Michael Coors (ZfG) und Andrea Peschke (Ev.-luth. Landeskirche Hannovers)
Redaktion: Dr. Monika C. M. Müller
Sekretariat: Ilse Marie Schwarz

Das Loccumer Protokoll enthält Originalbeiträge der Tagung. Soweit diese auf Tonbandmitschnitten beruhen, wurden sie von den Autorinnen und Autoren überarbeitet und zur Veröffentlichung freigegeben.
© Alle Rechte bei den Autoren

ISSN 0177-1132
ISBN: 978-3-8172-2518-7
Layout: Anne Sator, Loccum
Druck: Harfe-Verlag und Druckerei GmbH, Rudolstadt

Die Reihe Loccumer Protokolle wird herausgegeben von der Evangelischen Akademie Loccum. Bezug über den Buchhandel oder direkt bei: Evangelische Akademie Loccum, Protokollstelle, Postfach 2158, 31545 Rehburg-Loccum, Tel.: 05766/81-119, Telefax: 05766/81-900, E-Mail: Christine.Poltier@evlka.de

Inhalt

Monika C. M. Müller	Vorwort	5
Reimer Gronemeyer	Professionalisierung der Sterbebegleitung und Zukunft der Hospizarbeit	9
Ulrich Domdey	Wie steht es um die Hospizarbeit in Niedersachsen?	21
Florian Greiner	Was war, wurde und ist ein „guter Tod"?	33
Barbara Denkers	Sterben und sterben lassen! Welche Haltung brauchen Begleiter*innen? Wie kann diese vermittelt werden?	47
Hartmut Remmers	Darf man in der schön-wohlwollenden Hospiz-Umgebung unschön sterben? Versuche einer vorläufigen Antwort	57
Dirk Müller	Palliative Geriatrie im Pflegeheim. Hospizlich-palliativer Ansatz in der stationären Pflege	89
Katrin Grüber und Michael May	Was bedeuten Selbstbestimmung und Teilhabe am Lebensende für Menschen mit Behinderungen?	95
Gerda Graf	Welche Herausforderungen stellen sich für die Hospizarbeit in Bezug auf die weitere Mitgestaltung von Gesellschaft und Politik?	109

Aus den Arbeitsgruppen

Annette Oetjen	Nach langer Krankheit plötzlich und unerwartet?! Was ist ein „plötzlicher" Tod? – (Gut gemeinte) Hilfen. Arbeitsgruppe 3	117
Barbara Weißbrich	Der kleinste Hauch kann Dinge in Bewegung setzten – Hospizdienst in einer stationären Pflegeeinrichtung. Arbeitsgruppe 4	119
Susanne Claus	Was brauchen Angehörige – insbesondere Kinder – im ambulanten Hospiz? Arbeitsgruppe 5	125
Kathrin Leven-Keesen	Wo Worte allein nicht mehr hinreichen Sterbebegleitung mit Tönen und Klängen Arbeitsgruppe 8	131
Axel Kawalla	Das brüchige Bild vom eigenen Sterben Eine kreative Suche mit Farben und Formen. Ablauf und Inspiration der Arbeitsgruppe 9	135

Anhang

Tagungsprogramm	141
Kurzbiographien der Autorinnen und Autoren	145
Ausgewählte Loccumer Protokolle zum Thema	149

Monika C. M. Müller

Vorwort

Hospizarbeit und Palliativversorgung haben sich positiv entwickelt und viel erreicht. Ein bleibendes Thema aber ist die kontinuierliche Qualifizierung von Ehrenamtlichen. Dabei tut sich ein Widerspruch auf: Sterbebegleitung ist eigentlich als Alltagshandeln gefragt. Indem ihm aber Fortbildungen und Qualifizierung vorgeschaltet werden, könnte in der Gesellschaft der Eindruck entstehen, Sterbebegleitung sei nur etwas für Fachleute. Brauchen wir mehr oder weniger Professionalisierung?

Für die Begleitenden ist die Begegnung mit Sterbenden oder Trauernden auch eine Begegnung mit der Angst vor dem eigenen Tod. In den Vorbereitungskursen sollen diese Ängste nicht aufgelöst, sondern ein bewusster Umgang mit ihnen erarbeitet werden. Was aber passiert, wenn die Vorstellungen vom „schönen Sterben" auf reale Konflikte, Ärger, Wut, Zorn und Verzweiflung treffen? Wie sieht unter diesen Vorzeichen eine angemessene Vorbereitung ehrenamtlich Begleitender in der Hospizarbeit und Palliativversorgung aus?

Die jährlich stattfindende Loccumer Hospiz-Tagung bietet professionell, aber hauptsächlich ehrenamtlich im Hospizdienst Tätigen ein Forum für den Austausch von Erfahrungen, Informationen zur Aufgaben- und Alltagsbewältigung und zur Vernetzung.

Stärker gesellschafts- und entwicklungsorientiert sollten auf dieser Tagung ursprüngliche Ziele, Stand und Entwicklung der Hospizarbeit, der gesellschaftliche und individuelle Umgang mit Tod und Sterben sowie Fragen nach zukünftig herausfordernden Entwicklungsfeldern erörtert und auf Entwicklungspotentiale hin diskutiert werden.

Ursprüngliche Ziele, Stand und Entwicklung der Hospizarbeit: Hospizarbeit trat an, Gesellschaft zu verändern. Die Absicht war, sich überflüssig zu machen. Die Ziele wurden erreicht – muss nun ein Ausstieg gefunden werden? (Wie) Haben sich die Aufgabenfelder verschoben? Müssen neue Aufgaben und die Aufgaben neu definiert werden? Was ist gute Hospizarbeit heute? Was sind Kriterien für „gute Hospizarbeit?"

Gesellschaftlicher und individueller Umgang mit Tod und Sterben: Wie geht die Gesellschaft heute mit Tod und Sterben um? Werden Tod und Sterben zunehmend sakralisiert? (Wozu) überhöhen Gesellschaft und Individuum Sterben und Tod? Wie verändern sich Sterben und Begleitung in einer schönen und wohlmeinenden Umgebung für die Sterbenden, für die Begleiter? Was passiert, wenn Begleiter meinen zu wissen, wie „gutes" Sterben geht? Werden unschöne Seiten des Todes unbewusst beiseitegeschoben? Wie groß ist die Gefahr, dass Sterbende Rücksicht auf die Helfenden nehmen? Welche Haltung brauchen Sterbebegleiter und wie kann diese vermittelt werden?

Welche Herausforderungen stellen sich der Hospizarbeit zukünftig in Bezug auf die Sterbebegleitung in Pflegeeinrichtungen, von Menschen mit Behinderungen, von spezifischen Gruppen generell? Wie ist das Verhältnis von Sterbe- und Trauerbegleitung? Wo ist die Nische für die ehrenamtlich Tätigen? Wie werden die beiden Bereiche finanziert? In welcher Form und mit welchen Zielen wird die Hospizarbeit Gesellschaft und Politik in Zukunft mitgestalten?

Zum Inhalt der Tagung

Gleich zu Beginn erregte Prof. Reimer Gronemeyer mit seinem „öffentlichen Grübeln" über die Hospizarbeit die Gemüter. Sein Blick von Afrika auf Deutschland berührte. Er stellte das Sterben afrikanischer Kinder (verwaist, weggeworfen, ausgesetzt) dem teuren Sterben der reichen Weißen in den Industrieländern gegenüber. Ist unser Sterben unziemlich luxuriös? Diese Ungleichheit sei zu bedenken, um die Humanität zu retten bzw. zu bewahren.

Drei markante Veränderungen haben die Hospizarbeit geprägt:
1. Instrumentalisierung: Die Hospizarbeit ist zunehmend professionalisiert und institutionalisiert worden. U. Domdey erklärte den Weg dorthin: Erst

als eingetragener Verein werde man von Politik und Geldgebern ernst genommen. Die Sterbebegleitung habe sich immer weiter Differenziert, es gäbe eine Fülle von Aufgaben, die Ehrenamtliche überforderten. Deshalb gäbe es hospizliche Hauptberufler. Frau Graf sprach von einer „überorganisierten Gedankenlosigkeit" und von einem lückenlosen Sterbetourismus: Klinik, Pflege, Heim, Hospiz. Damit verbunden sei die häufig gestellte Frage, wo denn gestorben werden dürfe. Domdey verwies darauf, dass das Ziel der Hospizbewegung gewesen sei, Sterbebegleitung in bestehende Einrichtungen zu integrieren und eklatante Mängel zu beheben, nicht jedoch, ein flächendeckendes Hospiznetz daneben zu stellen.

2. Medikalisierung des Sterbens: Früher habe der Mediziner bei Anzeichen des Todes die Begleitung des Sterbenden an den Priester übergeben. Heute erfolge eine Medikalisierung bis zum Tod (Gronemeyer). Die Federführung der Mediziner und die Verengung auf rein physische Schmerzlinderung sei ein Problem. U. a. auch bei der Vorsorgeplanung. Dabei hätte, so Fr. Graf, die Medizin-Lobby einen fertigen Plan vorgelegt, der dann durchgefochten worden sei. In Bezug auf Sterbebegleitung müsse das total pain Konzept, das soziale, spirituelle, psychische und physische Schmerzen umfasst, wieder in den Fokus genommen werden.

3. Ökonomisierung: Inzwischen ist das Lebensende der teuerste Lebensabschnitt (siehe auch Greiner). Für diejenigen, die daran verdienen, so Gronemeyer, sei eine Verkürzung nicht ratsam. Die gesetzliche Verankerung und ein zu verteilendes Budget sorge für eine Konkurrenz der ökonomisch Interessierten. Dirk Müller betonte, dass, solange Altenheime und Hospize Renditeobjekte seien, das Lebensende mehr verwaltet statt (menschlich) gestaltet würde. Hier für eine Änderung zu sorgen sei Aufgabe der Politik.

Die Frage nach Motivation und Zielen von Fortbildungen und Zertifizierungen wurde kontrovers diskutiert. Reimer Gronemeyer postulierte, die (weibliche) ehrenamtliche Hospizarbeit sei von der (männlichen) ärztlichen Palliativarbeit kolonialisiert worden. Mit den vielen Fortbildungen und Zertifizierungen versuche das Ehrenamt mit der ärztlichen Palliativarbeit gleichzuziehen. Die Ehrenamtlichen sollten sich auf ihre Stärken besinnen. Anders als die Hauptberufler könnten die Ehrenamtlichen das Wichtigste offerieren: Zeit und Da-sein. Der Ruf nach Unterstützung, so Domdey, sei aus der Mitte der ehrenamtlich Aktiven gekommen. Fortbildung der Ehrenamtlichen, so B. Denkers, diene nicht dem Antrainieren einer formelhaften Abarbeitung, sondern der Selbstreflektion, -erkenntnis und Ausbildung einer durch Empathie, Echtheit und Akzeptanz geprägten Haltung gegenüber den Sterbenden.

Intensiv wurde auch über die Sinnhaftigkeit von Patientenverfügungen debattiert. Die zentrale Frage sei, so Fr. Grüber, wozu die Patientenverfügung dienen solle. Ziel sei nicht, lediglich ein Formular auszufüllen, sondern die Verfügung als Anregung zur Auseinandersetzung mit dem eigenen Sterben zu betrachten. Allerdings würde die Patientenverfügung auch negative Bilder zeichnen: Leben mit Demenz, mit gravierenden Krankheiten generell, Beschwernissen? In welchem Zustand ist das Leben (noch) lebenswert? Menschen mit Behinderungen dürften kaum entscheiden, wie sie leben, geschweige denn, wie sie sterben wollen. Was traut man den Menschen an Selbstbestimmung zu? Die Fremdwahrnehmung oder auch Zuschreibung („der arme Mensch") träfe oft nicht zu. Menschen mit Behinderungen sagen oft „Ich lebe gern!"

Quintessenz: Wir wissen nicht, was gut ist! Deshalb muss die Frage lauten: Was willst Du, das ich Dir tun soll?

Dank

Ich danke allen Teilnehmern und Teilnehmerinnen für die Bereitschaft, sich kritischen Fragen zu stellen und eigene Erfahrungen in den Austausch einzubringen. Sehr herzlich danke den Referierenden, die zum einen mit ihren Beiträgen die Grundlagen für den Diskurs schufen und zum anderen ihre Überlegungen für diese Dokumentation schriftlich ausarbeiteten. Für die kompetente Führung des Tagungsbüros gilt mein herzlicher Dank Frau Ilse-Marie Schwarz.

Loccum im August 2018
Monika C. M. Müller

Reimer Gronemeyer

Professionalisierung der Sterbebegleitung und Zukunft der Hospizarbeit

„Im Zeitalter des Machens darf es eigentlich keine ungemachten Geschehnisse geben, mindestens keine, die unverwertbar oder nicht mindestens in ein Produktionsgeschehen integriert wären. … In Molussien hat kurz vor dem Untergang der Stadt ein Forscherteam an der Aufgabe gearbeitet, herauszufinden, ob nicht das unprofitable Fortsterben der Bürger irgendwie in Energie umgesetzt werden könnte. So weit sind wir zwar noch nicht. Aber keine Übertreibung ist es zu behaupten, dass immer weniger von uns einfach an Lebensmüdigkeit oder Altersschwäche sterben. Einfache Sterbefälle sind bereits altertümliche Raritäten. Zumeist wird der Tod hergestellt. Nicht Sterbliche sind wir Heutigen, primär vielmehr Ermordbare … (Wir) werden in verchromte Sterbefabriken verlagert. In diesen werden wir zwar nicht umgebracht (umgekehrt wird ja unser Sterben durch bewundernswerte Manipulation hinausgezögert); aber während dieser Verzögerungszeiten werden wir doch so fest in den Apparat eingeschaltet, dass wir zu dessen Teil, unser Sterben zum Teil der Apparatefunktion und unser Tod zum momentanen Binnenereignis innerhalb des Apparats wird. In der Intensivstation der molussischen Stadt Vaslegas sind diese Apparate an sound tapes angeschlossen, die – man klage nicht über Gemüts- oder Kulturlosigkeit unseres Zeitalters – im Augenblick des eintretenden Todes automatisch die ersten fünf Takte des Chopinschen Trauermarsches auftönen lassen."[1]

---

[1] Günter Anders: Die Antiquiertheit des Sterbens, in: Die Antiquiertheit des Menschen, Band 2, 4. Auflage 2018, S. 247. Molussien ist ein in den Schriften Anders' häufig vorkommender fiktiver Ort.

Gibt es tatsächlich – wie hier der Philosoph Günter Anders schon 1956 behauptet hat – „im Zeitalter des Machens" keine ungemachten Geschehnisse mehr? Und wird folglich Sterben zu einer professionell überwachten letzten Phase, in der noch einmal die zeitgenössische Maxime der *Lebensqualität* zur Geltung gebracht werden muss? Lebensqualität im letzten Lebensabschnitt – das ist ja eine beliebtes Gütezeichen in der Hospizarbeit und in der Palliativmedizin. Hier und da wird sogar schon von „qualitätskontrolliertem Sterben" gesprochen und das dürfte Günter Anders' Verdacht belegen, dass Sterben zu einem „gemachten Geschehnis" wird. So scheint also auch Theodor W. Adorno Recht zu haben, wenn er sagt, Rilkes vielzitiertes Gebet „O Herr, gib jedem seinen eignen Tod" sei der „klägliche Betrug darüber, dass die Menschen nur noch krepieren"[2] „Krepieren" auf einem hohen Niveau, aber doch kläglich, weil der *eigene Tod* zu einem professionellen Arrangement geworden ist? Der neueste Schritt, der Günther Anders Verdacht ins Recht setzt, ist ACP. *Advanced Care Planning*. Deutsch: Vorsorgeplanung. Ein Vorgang, bei dem von einem bezahlten medizinischen Experten mit dem Sterbebetroffenen zusammen mögliche Entscheidungen im anstehenden Sterbeprozess vorbesprochen werden, die es dann erlauben, Algorithmen zu erarbeiten, an denen entlang Entscheidungen über Interventionen oder Nichtinterventionen getroffen werden können.

In den alternden Gesellschaften Europas wird mehr gestorben als geboren. Kein Wunder, dass sich das Thema „Umgang mit Sterbenden" kontinuierlich in den Vordergrund schiebt. „In Würde" möchte man sterben und übersieht dabei, dass diese Würde nur aus dem Einklang mit dem eigenen Leben hervorgehen kann, dass Würde an der Person haftet – oder eben nicht. Heute wird diese „Würde" immer ausschließlicher auf die Organisation anständiger Umstände in den letzten Augenblicken des Lebens bezogen. „In Würde sterben" – diese Formulierung ist tatsächlich zu einem klangvollen Decknamen für das geworden, was „qualitätskontrolliertes Sterben" genannt wird.

Dass heute in Europa mehr über Hospize als über Kreißsäle geredet wird, ist Ausdruck jener Alterung Europas, die zur Folge haben wird, dass im Jahre 2050 jeder zehnte Europäer über achtzig Jahre alt ist. Diese Entwicklung findet

---

[2] Theodor W. Adorno: Minima Moralia, Frankfurt 1969, S. 313.

statt in einem sozialen und politischen Raum, in dem *ethische Entscheidungen* immer schwieriger werden,

- weil sie sich aus ihrer Verankerung in religiösen Kategorien losgerissen haben und
- weil *ökonomische Krisen* im Gesundheitsbereich die Frage nach der Deckelung von Kosten zur Folge haben. Mehr oder weniger offen wird sich die Frage nach einer „Verbilligung des Sterbens" stellen, wenn es denn stimmt, dass ca. 80 Prozent der Gesundheitskosten im letzten Lebensjahr anfallen.[3]

Die Debatte um Sterbebegleitung und Sterbehilfe – so darf man prognostizieren – wird in den nächsten Jahren zu einer wichtigen europäischen Angelegenheit. Im Augenblick sehen wir noch einen kulturellen Graben: Sterbebegleitung ist eher das Konzept in katholisch geprägten Regionen, Sterbehilfe scheint sich schneller in (ehemals) protestantischen Regionen durchzusetzen (Niederlande, Belgien, Schweiz).

Mit einer Verquickung der Aspekte wird man rechnen müssen. Ethische Entscheidungen geraten unter den Druck ökonomischer Sparzwänge. Palliativmedizin und Hospizbewegung sind Wachstumsbereiche, aber schneller als gedacht könnten sie sich in einer Situation wiederfinden, in der ihnen – versteckt – eine Aufgabe zugeschoben wird, die sie ganz sicher nicht angestrebt haben: Die Organisation eines europäischen Entsorgungsparks. Gegenwärtig beginnt in Europa eine Entwicklung, bei der lokale Formen des Umgangs mit Sterben und Tod eingeebnet werden und verschwinden, um ersetzt zu werden durch eine Form standardisierter „palliative care", die in Riga und in London, in Brescia und in Oslo dem gleichen Muster folgen. Die Vorteile, die damit verbunden sind, werden begleitet von Nachteilen: Vor unseren Augen entsteht eine europaweite medizinisch-administrative Ordnung des Sterbens, die die Rede vom „eigenen Tod" endgültig zur Makulatur machen wird.

---

[3] So Helmut Brunner: Gesundheitsökonomie und Altersrationierung – (k)ein Thema in Deutschland, in: Peter-Alexander Möller (Hg): Heilkunst, Ethos und die Evidenz der Basis, Frankfurt a.M. 2002, S. 123 ff.

Drei Tendenzen müssen ins Auge gefasst werden, wenn man beschreiben will, wie sich der Umgang mit Sterben und Tod gegenwärtig verändert: die Institutionalisierung, die Medikalisierung und die Ökonomisierung des Sterbens. Sie beschreiben eine sich heute in Europa durchsetzende „Vereinheitlichung" der Kultur des Sterbens.

1. Institutionalisierung

Noch um das Jahr 1900 ging man zum Sterben nach Hause. Weniger als zehn Prozent der Menschen in Deutschland verbrachten das Ende ihres Lebens im Krankenhaus. Heute ist das umgekehrt: 80-90 Prozent der Menschen sterben im Krankenhaus oder im Heim.[4] Faktisch vollzieht sich eine Institutionalisierung des Sterbens, auch wenn als rhetorisches Ideal nach wie vor das Sterben im Kreis der Familie propagiert wird. Die Familien sind aber immer weniger der Aufgabe gewachsen, Moribunde zu pflegen. Ambulante Dienste werden daran wohl nur vorübergehend etwas ändern, denn heimlich denken die meisten daran, dass professionelle medizinische Hilfe eben doch eher in der Institution als zuhause erreichbar ist. Sterben zu Hause ist selten geworden, weil einerseits die Familienstrukturen brüchig werden und andererseits die Einbettung des Sterbens in professionelle Fürsorge zur Folge hat, dass sich die Familie als unzuständig auffassen muß.

2. Medikalisierung[5]

Auf die Idee, dass in der Grenzsituation des Lebens zum Tod Experten anwesend sein müssten, wäre vor hundert Jahren noch niemand verfallen. Im 19. Jahrhundert haben die Regeln ärztlicher Kunst in hippokratischer Tradition empfohlen, dass „der Arzt nicht nur im Falle des Sterbens, sondern auch im Falle der Unheilbarkeit eines Patienten sich zurückzuziehen habe, denn für diese Situationen waren die Familien, vielleicht die Nachbarschaften und al-

---

[4] Klaus Dörner: Der gute Arzt. Lehrbuch der ärztlichen Grundhaltung, Stuttgart 2001, S. 97.
[5] Vgl. dazu vor allem Ivan Illich: Die Nemesis der Medizin, München 1995.

lenfalls Pflegende zuständig."[6] Die Voraussetzung für die Medikalisierung des Todes ist eine tiefgreifende Veränderung der Auffassung von Tod und Sterben in den modernen Gesellschaften.[7] Seit dem Ende des 18. Jahrhunderts wird Krankheit körperlich verräumlicht, sie wird an bestimmte Orte im Körper gebunden und – wie Michel Foucault sagt – von der „Metaphysik des Übels" abgelöst. „Weil der Tod in die medizinische Erfahrung ... integriert worden ist, konnte sich die Krankheit von ihrem Status als Gegen-Natur befreien und sich im lebenden Körper der Individuen verkörpern."[8] Der Tod kommt an den Tag als etwas, was im festen, aber zugleich zugänglichen Raum des menschlichen Körpers eingeschlossen ist. Gewohnte Formen des Umgangs mit Sterben und Tod werden damit hinfällig, weil Sterben und Tod nicht mehr Vorbereitung auf eine andere Existenzform oder ein Durchgangsstadium sind, sondern es werden nun Antworten gesucht auf einen Tod, der zum *Problem* geworden ist. Die Palliativmedizin – die neue medizinische Disziplin, die sich auf den Umgang mit Sterbenden spezialisiert – wird in diesem Prozess das medizinisch-technische Äquivalent zur letzten Ölung. Das Gespräch mit dem Sterbetherapeuten dürfte sich dementsprechend zum Äquivalent für Beichte und Segen des Priesters entwickeln. Ehemals verließ der Medicus den Raum, wenn die Zeichen des Todes – die *facies hippocratica* – in den Gesichtszügen des Sterbenden erkennbar wurden. Heute grenzte das an unterlassene Hilfeleistung. Mag auch die Verlängerung des Lebens um jeden *Preis* aus der Mode kommen, ein medizinisch kontrolliertes Sterben setzt sich zugleich um so deutlicher durch.

3. Ökonomisierung

Sterben ist teuer, die letzte Lebensphase wurde in den letzten Jahrzehnten oft in ein medizinisches Schlachtfeld verwandelt, in dem um Monate, Tage

---

[6] Klaus Dörner a.a.O. S. 97.
[7] Vgl. dazu Reimer Gronemeyer: Die späte Institution. Das Hospiz als Fluchtburg, in: Reimer Gronemeyer/Erich Loewy (Hg.) in Zusammenarbeit mit Michaela Fink, Marcel Globisch, Felix Schumann: Wohin mit den Sterbenden? Hospize in Europa – Ansätze zu einem Vergleich, Münster 2002, S. 139-145.
[8] Michel Foucault: Die Geburt der Klinik. Eine Archäologie des ärztlichen Blicks, Frankfurt 1998, S. 207.

und Stunden gekämpft wird, dies nicht selten gegen den Willen der Kranken und Sterbenden. So wie es bereits Ansätze zur Rationierung gesundheitlicher Leistungen im Alter gibt, so werden sie zuerst versteckt, längerfristig aber vermutlich auch sehr offen für die Sterbephase praktiziert werden. Angesichts der demographischen Entwicklung der Gesellschaften in Europa wird sich die Frage verschärfen, was für Moribunde noch getan werden kann und was nicht.

Bei älteren Leuten ist ja ohnehin die Auffassung verbreitet, dass man am Ende Schmerzvermeidung um jeden Preis anstreben müsse, aber keine sinnlosen lebensverlängernden Maßnahmen. Das ist ein merkwürdiges Gebräu. Einerseits eine völlig verständliche Auffassung. Sie paßt aber merkwürdig genau in eine Gesamtlage, die allenthalben von Kostendämpfungsimpulsen getrieben ist. Haben die Alten den gesellschaftlichen Imperativ, dass man am besten verschwindet, wenn man zu nichts mehr nütze ist, stillschweigend verinnerlicht? Wer spricht im Sterbewunsch alter Leute? Vielleicht manchmal die Gesellschaft, die im Kontext der Marktgesellschaft „unnütze" Individuen entwerten muß und sie stillschweigend zum Abtreten auffordert?

Sterben und Tod werden – so scheint es – in ordentliche Abläufe verpackt und damit entschärft wie ein Sprengsatz. Das institutionalisierte, medizinisch überwachte, schmerzkontrollierte Sterben soll Sicherheit schaffen. Der Körper wird gewissermaßen zur Endbehandlung an Profis abgegeben. Manchmal fragt man sich, wann das absurde, aber verbreitete Motto „Erfolgreich altern" überboten wird und fortgesetzt in dem Slogan: „Wie sterbe ich richtig?". Teile eines solchen Pakets sind ja jetzt schon da, es muß sich nur einer trauen, alles zu einem Bestseller zusammenzufassen: Wie mache ich ein gültiges Testament? Welche Patientenverfügung ist die richtige? Will ich Organe spenden? Dazu könnte sich ein Hospizführer gesellen (Überblick über ambulante und stationäre Hospize mit Gütesiegel), ein Leitfaden der Palliativmedizin für Laien: Auf welche Schmerzmittel habe ich ein Recht; und welches sind die Besten? Welche gesprächstherapeutischen Angebote sind erprobt und erfolgreich? Wohin muß ich gehen, wenn ich einen medizinisch begleiteten Selbstmord möchte? Und schließlich: Wie organisiere ich meine Beerdigung? Welche Wünsche habe ich? Wer trägt die Kosten?

Hospiz: Die späte Institution

Die Wurzeln der Hospizbewegung sind deutlich im sozialen und religiösen Engagement einzelner Menschen zu finden. Die Wurzeln reichen weit zurück – man denke nur an die Hospizgründung durch die Heilige Elisabeth in Marburg. Auf der anderen Seite macht gegenwärtig die Palliativmedizin große Fortschritte. Die geht davon aus, dass die Betreuung Sterbender vor allem eine Angelegenheit medizinischer Professionalität sein müsse. Unfraglich kann man eine Spannung zwischen weiblich bestimmter Hospizbewegung und männlich dominierter Palliativmedizin ausmachen. Beteuert wird von beiden Seiten, dass man einander brauche. Aber Palliativmediziner scheinen eher zu wünschen, dass die Hospizarbeit in den Bereich der Schulmedizin zurückgeholt wird, während Hospizler bestrebt sind, durch nachgeholte Ausbildung die Professionalisierungslücke der Ehrenamtlichen zu schließen. Wird in Zukunft ehrenamtliches Engagement entwertet bei gleichzeitiger (medizinischer) Re-Institutionalisierung hospizlicher Tätigkeit?

Die Hospizbewegung ist in der Gefahr, ein Teil jenes Prozesses zu werden, der das Sterben zur Planungsaufgabe werden lässt. Sie ist aufgebrochen, um aus dem Ägypten eines kalten und seelenlosen Krankenhaussterbens auszuziehen und kommt nun nicht etwa im gelobten Land einer würdigen Sterbekultur an, sondern findet sich plötzlich als Teil eines Managementprojektes, das „Sterben" heißt, wieder.

Die Hospizbewegung ist erfolgreich. Und sie droht an diesem eigenen Erfolg zu Grunde zu gehen. In spätestens zehn Jahren wird sie gestorben sein, wenn sie die Richtung nicht ändert oder sie wird so in die Palliativmedizin inkorporiert sein, dass sie sich selbst nicht mehr wiedererkennt. Die Hospizbewegung ist in der Gefahr, bürokratisch stillgelegt zu werden, ihre Vitalität wird gezähmt durch Regelfinanzierungen. Die Glut des Charismas erstickt in Qualitätskontrollen. Flächendeckend, bettendeckend werden die Standards für Lebensqualität vorgegeben, die Milligrammdosen Schmerzmittel ausgerechnet. Die Pathways für ein künftiges standardisiertes, gleichgeschaltetes Sterben sind schon einprogrammiert. Auf den Bildschirmmasken lassen sich die Versorgungsverläufe mit den Verrechnungsdaten leichthändig bedienen.

Die Hospizbewegung hat sich unter dem von ihr empfundenen Professionalisierungsdruck das ganze Vokabular und die Vorgehensweise moderner Sozialtechnologien angeeignet. Auch weil sie immer mehr Distanz zur Bürgerbewegung bekommen hat und immer mehr an Geldtöpfen hängt: Geldgeber wollen wissen, wo ihr Geld bleibt und wie es verwendet wird. Und auch die „Kunden" haben ein Recht auf Vergleichbarkeit, auf Überprüfung der geleisteten Dienste, auf Transparenz und Preis-Leistungsverhältnisse. Aber wenn man EDV-gestützte Pflegedokumentationen anlegt und anlegen muss, dann ist die Gefahr, dass

- der Patient mehr über Daten beobachtet wird als über den unmittelbaren körperlich-seelischen Kontakt: Qualitätsstandards werden erst generalisiert und dann auf den Einzelfall appliziert;
- nur zählt, was auch gezählt werden kann. Menschen sind aber in ihrer Geschichte und in dem ihnen Eigenen nicht in Zahlen fassbar;
- das Biografische, der soziale Hintergrund des Lebens und sein Verlauf in einer Fussnote verschwindet, in den Masken der Computerprogramme. Man kann ja nicht fassen, ob ein Mensch Hoffnung hat und woraus er sie nährt.

Die Hospizbewegung ist eigentümlich defensiv. Sie bemüht sich um die Anerkennung durch die Palliativmedizin, imitiert die Standardsüchtigkeit der Medizin und ist sich zugleich nicht bewusst, wie unabdingbar sie künftig zur Stütze der Gesellschaft werden kann, die nach dem Sozialstaat und nach der staatlichen Daseinsfürsorge kommt. Wenn sie sich damit begnügt, so etwas zu sein wie der clerus minor (der untergeordnete Laienorden) der Palliativmedizin, dann hat sie sich aufgegeben und sie wird in einigen Jahren verschwunden sein oder nur noch dem Namen nach existieren.

Sie muss – will sie überleben – viel stärker das zivilgesellschaftliche Element betonen, sollte es wagen, darüber nachzudenken, wie Gemeinschaftlichkeit und Sozialität aussehen in einer Gesellschaft, die immer radikaler neoliberal wird und die Risiken des Lebens in das Private zurückverlagert.[9]

---

[9] Hier beziehe ich mich auf ein zusammen mit Andreas Heller verfasstes Manuskript „Stirbt die Hospizbewegung an ihrem Erfolg?"

Warum Ehrenamtliche in der Hospizarbeit unverzichtbar sind[10]

Was hält unsere Gesellschaft zusammen? Die Frage ist Thema in Weihnachts- und Neujahrsansprachen. Ministerinnen und Bischöfe stellen sie angesichts beunruhigender Erosionsprozesse. Man ist versucht zu sagen: Die Ehrenamtlichen in der Hospizarbeit wissen die Antwort. In ihrer Arbeit sprudelt der Stoff, aus dem der Zusammenhalt erwächst. Sie sind mit ihrer ganzen Existenz, mit Leib und Seele für Menschen am Lebensende da. Sie werden für das, was sie tun, nicht bezahlt. Sie bringen das kostbarste Geschenk mit, das es gibt: Zeit. Zeit, die nichts kostet, die nicht abgerechnet wird. Sie, die Ehrenamtlichen orientieren sich nicht an Theorien oder Zahlen, an Statistiken oder Diagnosen. Sie erzählen Geschichten: traurige, schöne, zweifelnde, beglückende Geschichten über Sterben und Tod. Eine Sammlung solcher Geschichten, wie wir sie betrieben haben, führt in ein Dilemma: Jede dieser Geschichten spricht über eine eigene, lokale, unwiederholbare Erfahrung, die mit einer anderen Geschichte unvergleichbar ist. Man kann die Geschichten nicht über einen Kamm scheren. Es gilt, die Erfahrungsschätze der Ehrenamtlichen als ein kulturelles (und praktisches Erbe) dieser Gesellschaft zu sichern.

Es sind vor allem Frauen, ältere zumal, und einige Männer, die solche Geschichten erzählen. Sie haben ihre Aus- und Fortbildungen absolviert, aber ihre eigentliche Kompetenz liegt in dem, was früher „Herzensbildung" genannt werden durfte. Frank Ostaseski, der in Kalifornien seit Jahrzehnten Menschen am Lebensende begleitet, hat auf den Begriff gebracht, was für Menschen, die Sterbende begleiten, wichtig ist:

„Das Bewusstsein dafür, dass wir das, was wir für diesen Job brauchen, nicht erst lernen müssen, sondern bereits in uns tragen. Für andere zu sorgen ist ein natürlicher Ausdruck unserer Menschlichkeit. In den vergangenen Jahrzehnten haben wir den Prozess des Sterbens unnötig komplex gemacht,

---

[10] Die im Folgenden vorgetragenen Gedanken sind im Zusammenhang eines Forschungsprojektes zum Thema Ehrenamt in der Hospizarbeit entstanden. Vgl. dazu Patrick Schuchter/Michaela Fink/Reimer Gronemeyer/Andreaas Heller: Die Kunst der Begleitung. Was die Gesellschaft von der ehrenamtlichen Hospizarbeit wissen sollte. Esslingen 2018.

überprofessionalisiert und mystifiziert, sodass wir ihn jetzt oft als Bürde, als Pflicht empfinden. Wir müssen uns wieder daran erinnern, dass jeder von uns die innere Weisheit und Leidenschaft besitzt, für einen anderen Menschen zu sorgen, der leidet."[11]

Im Vordergrund der Erzählungen Ehrenamtlicher stehen einerseits die Biographien, die Konflikte, das Verhalten, die Leiden und die Gesprächsbereitschaft der Begleiteten. Andererseits gibt es einen reflektierenden Umgang mit der begleitenden Tätigkeit: Warum mache ich das? Was bringt das für mich? Mache ich es richtig? Und dann tritt eine staunenswerte alternative Kenntnis über das Lebensende zutage, die (in Bescheidenheit eingebettet) eine bemerkenswerte Leuchtkraft aufweist. Und diese Kenntnis wird aus direkter Begegnung gespeist – und sie ereignet sich neben und außerhalb der professionellen medizinischen und pflegerischen Tätigkeit. Die Ehrenamtlichen sind – so könnte man sagen – das dritte Auge der Gesellschaft, mit dem gesehen wird, was sonst übersehen würde. Und sie sind zugleich eine überraschende Quelle der Zuwendung zu Menschen am Lebensende.

Die Ehrenamtlichen sind „weiße Raben": Sie bewegen sich zunehmend am Rande einer durch Professionalisierung und Verdienstleistung gekennzeichneten Hospizszene. Es ist daran zu erinnern, dass Ehrenamtliche mit ihrer selbstverständlichen, unentgeltlichen Tätigkeit, in der sie geradezu verschwenderisch Zeit zur Verfügung stellen, eine außerordentliche Kostbarkeit darstellen. Diese ungewöhnliche gesellschaftliche Solidarität wird als eine Kraftquelle sichtbar, die in Zeiten der Erosion von Zusammenhängen unsere Aufmerksamkeit und Dankbarkeit verdient. Man ist versucht zu sagen: Die Ehrenamtlichen bringen Sterben und Tod wieder auf den Boden der Tatsachen zurück, sie machen das Lebensende zu einer menschlichen Erfahrung von Angesicht zu Angesicht. Ehrenamtliche wissen mit dem Satz des französischen Philosophen Emmanuel Lévinas viel anzufangen: „Einem Menschen begegnen heißt, von einem Rätsel wachgehalten zu werden."

---

[11] Frank Ostaseski im Interview mit Klaus Stimeder: „Mit dem Tod eine Tasse Tee trinken", in: Wiener Zeitung vom 31.3./1.4. 2018.

Ehrenamtliche spielen im Schatten der zunehmenden Professionalität eine besondere, wichtiger werdende Rolle spielen. Die Rahmenbedingungen, unter denen ehrenamtliche Arbeit stattfindet sind besonders und zugleich fragil:

Die Knappheit finanzieller und personeller Ressourcen in der ambulanten und stationären Hospizarbeit, in palliativmedizinischen Abteilungen und in der ambulanten palliativen Versorgung (SAPV etc.) lässt ehrenamtliche Arbeit, die unentgeltlich ist, als etwas ganz Besonderes erscheinen. Solches zivilgesellschaftliche Engagement kann und darf nicht zum „Lückenbüßer" im Versorgungsapparat werden, sondern muss eher als symbolischer Kontrapunkt zu vergeldlichten Versorgungsstrukturen begriffen werden. In der Unentgeldlichkeit verbirgt sich mehr Zukunftsfähigkeit als im Augenblick erkennbar ist. Ehrenamtliche Hospizarbeit bildet jene zukünftige hospizliche Begleitung ab, die angesichts alternder Bevölkerung und knapper Ressourcen stark von zivilgesellschaftlicher Initiative abhängig sein dürfte.

Je stärker hospizlich-palliative Arbeit zu einer professionell getragenen Säule in der Versorgungslandschaft wird, desto fraglicher wird zugleich die Rolle der Ehrenamtlichen. Sind sie ein abschmelzendes Relikt aus den Anfängen der Hospizarbeit oder werden in ihrer Tätigkeit künftige Formen lokal getragener, gemeinschaftlicher Sorge sichtbar? Neue Hospize, in denen kommerzielle Interessen in den Vordergrund treten, verzichten offenbar zugunsten professioneller Strukturen ganz auf das Ehrenamt, das eher als kompliziert, schwer planbar und als diffus in seinen Aufgaben wahrgenommen wird. Vor dieser Entwicklung muss eindringlich gewarnt werden.

Gegenwärtig wird ehrenamtliche Hospizarbeit vor allem von älteren Frauen aus bürgerlichen Mittelschichten getragen. Jüngere Frauen und Männer sind eher Randerscheinungen. Die Zukunftsfähigkeit der ehrenamtlichen Hospizarbeit wird auch davon abhängig sein, ob es gelingt, neue ehrenamtliche Potenziale zu erschließen.[12] Dazu müsste mehr an Informationen gesammelt werden zu diesen Fragen: Welchen Einfluss haben religiöse Orientierungen (ka-

---

[12] Das Projekt zur Ehrenamtlichkeit in der Hospizarbeit wurde zusammen mit Thomas Klie (Freiburg) und Werner Schneider (Augsburg) durchgeführt und vom Deutschen Hospiz- und Palliativverband finanziert.

tholisch/evangelisch etc.)? Wie ist mit den Unterschieden zwischen städtischer und ländlicher Begleitung umzugehen? Was bedeutet die klaffende Schlucht zwischen arm und reich in Deutschland für die ehrenamtliche Hospizarbeit? Gehen wir auf eine Situation zu, in der die Hospizszene sich sozial differenziert – Begleitungen für den Privatpatienten und Begleitungen für Hartz IV-Empfänger – und was bedeutet das für die Begleitung?

Die Ehrenamtlichen sind oft die Anwälte und Vertreter der Gefühle inmitten eines Kontextes professioneller Kausalität. Aber sie werden von der professionellen Seite (Medizin, Pflege) nicht immer wahrgenommen. Es gibt so etwas wie eine professionelle Achtung des Ehrenamtes bei gleichzeitiger institutioneller Verachtung. (Sie werden zum Beispiel oft nicht über Tod oder die Beerdigung eines Begleiteten unterrichtet.)

Summa: Ohne die Hospizbewegung wird es nicht gut gehen. Die Hospizbewegung ihrerseits ist in der Gefahr, in die Professionalisierungsfalle zu laufen.[13] Entscheidend wird sein, ob die Gesellschaft und die Hospizengagierten das Ehrenamt auch in eine Zukunft retten können, in der die Lebensumstände vielleicht noch hektischer, noch stressiger, noch geldorientierter sind.

---

[13] Reimer Gronemeyer/Charlotte Jurk (Hg.): Entprofessionalisieren wir uns! Ein kritisches Wörterbuch über die Sprache in Pflege und sozialer Arbeit, Bielefeld 2017.

Ulrich Domdey

Wie steht es um die Hospizarbeit in Niedersachsen?

Dieses mir gestellte Thema verführt dazu, je nach Blickwinkel, zu sagen: „Hervorragend!", wenn man die Entwicklung seit Anfang der 90iger Jahre bis heute betrachtet. Man könnte sich auf die Schultern klopfen und zufrieden zurücklehnen.

Oder: „Man könnte verzweifeln!", wenn man bedenkt, was noch alles im Hinblick auf die flächendeckende, verlässliche Hospizarbeit und Palliativversorgung im Argen liegt. Allein, wenn ich die fehlende palliative Kompetenz und Versorgung in vielen Altenpflegeeinrichtungen erlebe, ist noch sehr viel zu tun. Allerdings muss man auch sagen, dass das Hospiz- und Palliativgesetz vom Dezember 2015 für diese Einrichtungen und die Bewohner recht wenig gebracht hat.

Aber die Wahrheit liegt wie meistens in der Mitte.

Hospiz hat in Niedersachsen viel bewegt. Das soll nicht verschwiegen werden. Diese Feststellung wird nicht dadurch geschmälert, dass noch einiges bewegt oder auch manches wieder in die Bahnen gelenkt werden muss, die die Hospizbewegung im Bewusstsein der Bevölkerung hat positiv werden lassen.

Ziel der Hospizarbeit und Palliativversorgung war und muss es bleiben, dass alle schwerkranken Menschen, die es wollen, eine optimale Hospiz- und Palliativversorgung erhalten. Denn Franco Rest hat Recht mit der Forderung: „Nirgendwo darf ein Mensch besser oder schlechter sterben als anderswo". Dies ist keine Luxusforderung sondern ein Gebot der Menschenwürde in unserem Land.

Ulrich Domdey

Hospiz *bewegt* Niedersachsen: Die Entwicklung

Niedersachsen wurde deutlich nach anderen Bundesländern von der Hospizbewegung erfasst. Zwar bewegte vor 1990 einige Personen in unserem Bundesland dieses Thema, aber eine wirkliche Bewegung war dies noch nicht.
- 1981 Christophorushaus e.V. Goslar wird von Barbara Trumpfheller gegründet
- 1986 Projekt Zuhause sterben, Prof. Dr. med. Christoph Student Ev.-luth FH Hannover

Wie in anderen Bundesländern musste sich die Hospizarbeit auch hier erst entwickeln. Von Anfang an fanden sich in dieser Bürgerbewegung Frauen und Männern wieder, die aus beruflichem Hintergrund wie der Medizin, der Pflege, Seelsorge, Sozialarbeit und Pädagogik eine Veränderung in Gang setzten, wie auch Frauen und Männer, die aus persönlichen Erfahrungen mit der Pflege und medizinischen Betreuung eine andere Begleitung und Versorgung am Lebensende forderten.

Dieser Prozess ging nicht ohne innere und äußere Widerstände und Auseinandersetzungen ab. So taten sich Verantwortliche in der Leitungsebene der Kirchen wie auch der Ärzteschaft in Niedersachsen um 1990 noch schwer mit dieser neuen Hospizbewegung. Man vermutete sowohl eine Bewegung zur aktiven Sterbehilfe – von einer Gettoisierung und Isolierung der Sterbenden war da die Rede – als auch eine Medizin, die nicht der klassischen Schulmedizin entsprach.

„Die Gefahr ist groß, dass Sterbekliniken Orte des organisierten Sterbens und der Hoffnungslosigkeit werden. In vielen Fällen würde die Einweisung eines Schwerkranken in ein solches Haus sowohl für die Kranken wie für dessen Angehörige eine schockierende Information bedeuten, die schwere Depressionen zur Folge haben kann." (Aus einem Gutachten der Kath. Bischofskonferenz 1978).

Die Medien schenkten diesem Thema wenig Beachtung, wenn man einmal von einigen Berichten jeweils im November absieht. Erst im Januar 1993, nachdem die Bewegung in anderen Bundesländern längst gestartet war, gründete sich in Niedersachsen eine Landesarbeitsgemeinschaft mit 13 ambulanten Diensten aus Niedersachsen und Bremen.

Auch in der Bevölkerung Niedersachsens gab es u.a. 1993 Widerstand gegen das erste stationäre Hospiz, das am 30. Oktober 1994 in Hannover eröffnet wurde. Neben den Anwohnern, die Sorge vor einem zu häufigen Anblick von Bestattungswagen hatten und sich durch die Kranken und Sterbenden in ihrer Ruhe und Beschaulichkeit gestört fühlten, schrieb ein Chefarzt der Medizinischen Hochschule Hannover in einem Leserbrief, dass er niemals einen Patienten in diese Einrichtung überweisen werde.

Aber auch in der Hospizbewegung war die Richtung für oder gegen stationäre Hospize nicht eindeutig, so wetterte Dr. med. Christoph Student, damals Professor an der evangelischen Hochschule Hannover in der Hannoverschen Tageszeitung, dass dies ein Verrat an der Hospizidee sei. Diese sei angetreten, um das Sterben zu Hause zu ermöglichen und in die vorhandenen Institutionen wie Krankenhäuser und Altenpflegeeinrichtungen zu bringen.

Die Wohlfahrtsverbände verweigerten sich der politischen Einigung der neunzigprozentigen Teilfinanzierung der stationären Hospize. Man vermutete dahinter, dass dies eine Mitfinanzierung der bestehenden Einrichtungen nach sich zöge. Die stationären Hospize waren und sind bis heute mehrheitlich gegen eine volle Finanzierung der Pflegesätze, weil es immer ein Auftrag sein soll, die Bevölkerung nicht ganz aus der Verantwortung für ihre sterbenden Mitbürgerinnen und Mitbürger zu lassen.

Die Institutionalisierung der Hospizbewegung

Mit der stückchenweisen gesellschaftlichen Anerkennung der Ziele und Forderungen der Hospizbewegung kam auch langsam die Institutionalisierung und Strukturierung der Hospizbewegung in Niedersachsen in Gang. Erste Curricula für die Vorbereitungskurse für die Ehrenamtlichen in der Sterbebegleitung entstanden. Neue Weiterbildungen wie anerkannte Palliative Care Kurse für Pflegende und die Anerkennung der Zusatzausbildung von Palliativmedizin waren die Folge.

Damit ging die Hospizbewegung auch in Niedersachsen den Weg, den alle Bürgerbewegungen gehen, sofern diese auf gesellschaftliche Anerkennung aus sind. Und das müssen sie auch, wenn sie gesellschaftliche Veränderungsprozesse in Gang gebracht werden sollen. Hospizarbeit braucht Strukturen, wenn sie sich innerhalb gesellschaftlicher Bedingungen weiterentwickeln will.

Dass das seinen Preis hat, sehen wir tagtäglich an Folgen der Vereinbarungen. Darauf möchte ich jedoch später eingehen.

Hospiz entdeckt Niedersachsen und differenziert sich

Strukturelle Entwicklung in Niedersachsen (exemplarisch):

1981	Christophorushaus e. V. Goslar wird gegründet
1986	Projekt Zuhause sterben, Prof. Dr. med. Christoph Student Ev.-luth FH Hannover
1989	Arbeitsgruppe ambulante Hospizarbeit Hildesheim
1993	Hospiz Landesarbeitsgemeinschaft Niedersachsen (LAG)
1994	Hospiz Luise – erstes Stationäres Hospiz in Niedersachsen
2000	Hospiz LAG wird ein Verein (e. V.)
2003	Hospiz Stiftung Niedersachsen – eine Initiative der Kirchen
2003 – 2012	Palliativ Arbeitsgemeinschaft Niedersachsen (PAG)
2005	Gutachten zur palliativen Versorgung in Nds. vom Land in Auftrag gegeben
Herbst 2006	Erste Professur für Palliativmedizin in Nds. in Göttingen
2006 – 2016	(Hospiz-) und Palliativstützpunkte (37 an der Zahl)
2009 – 2016	„Niedersächsische Koordinierungs- und Beratungsstelle für Hospizarbeit und Palliativversorgung" (ohne finanzielle Mittel)
Nov. 2012	Gründung der DGP[1] Landesvertretung Niedersachsen / Bremen
Juni 2014	Gründung Fachverband SAPV[2] Niedersachsen

---

[1] Deutsche Gesellschaft für Palliativmedizin
[2] Spezialisierte ambulante Palliativversorgung

2015	Einführung eines Gütesiegels für stationäre Hospize Umbenennung der Hospiz LAG Nds. in Hospiz- und Palliativverband Nds.
Jan. 2016	Landesstützpunkt Hospizarbeit und Palliativversorgung Niedersachsen

Gesetzliche Entwicklung (exemplarisch)

1998	Teilfinanzierung – Stationäre Hospize nach § 39 a Abs. 1 SGB V und § 43 SGB XI
03.09.2002	i. d. F. vom 14.03.2016 Förderung der ambulanten Hospizarbeit §39a Abs. 2 Satz 8 SGB V Palliativstationen nach Krankenhausplan Ambulante Palliativpflege nach §123 d oder a SGB XI
2009	SAPV nach §37 und §123 SGB V
2010	Palliativmedizin wird in die Ausbildung von Ärzten aufgenommen
27.09.2017	Besonders qualifizierte und koordinierte palliativ-medizinische Versorgung §87 Abs. 1b SGB V
2017	„Gesundheitliche Vorsorgeplanung" in Einrichtungen der Alten- und Eingliederungshilfe (§ 132 g SGB V)
2017	palliativmedizinische Konsiliardienst im Krankenhaus (PKD)

Dass die einzelnen Hospizgruppen Angst vor der Vereinnahmung hatten und haben, sieht man daran, dass man in Niedersachsen nicht bereit war die Hospiz Landesarbeitsgemeinschaft als e.V. zu gründen. Man blieb lange eine lockere Gemeinschaft. Erst im Jahr 2000 wurde die Vereinsstruktur nach zähem Ringen als Organisationsform auf Landesebene gewählt.

Doch die Vorteile dieser Institutionalisierung sind unverkennbar. Die Rahmenbedingungen für sterbenskranke Menschen haben sich deutlich verbessert. Die Palliativmedizin und Palliativpflege ist für viele Menschen eine echte Erleichterung und Qualitätsverbesserung in schwerer Krankheit und im Sterbeprozess.

Das Gespräch oder die bloße Anwesenheit der Ehrenamtlichen in der Begleitung bedeutet für viele Menschen und deren Zugehörigen in der Regel ein Ende der gesellschaftlichen Ausgrenzung. Nach wie vor ist oft der soziale Tod eher eingetreten, bevor man stirbt. Während Ärzte und Pflegende meist sachbezogene Dienstleistungen erbringen, bringen Ehrenamtliche den Alltag von draußen ins Zimmer und in die Wohnung, die der Erkrankte oft schon seit Wochen nicht mehr verlassen hat. Darüber hinaus bringt der Ehrenamtliche Zeit mit, die die Berufsgruppen in der Versorgung nicht haben.

Auf Wunsch der Mitglieder hat die Hospiz Landesarbeitsgemeinschaft die Beratungsarbeit für die Mitglieder und deren Fortbildung ausgeweitet, um der immer differenzierter werdenden Hospizarbeit und Palliativversorgung mit den Ehrenamtlichen standhalten zu können.

Stand der Versorgungsstrukturen in Niedersachsen

Mitglieder im HPVN insgesamt	169
Ordentliche Mitglieder	149
Fördermitglieder	20
Einzelmitgliedschaften	16.526
ambulante Hospizdienste	123
davon nach §39a II SGB V gefördert	88
hauptamtliche Koordinationsmitarbeitende	>100
ambulante Palliativdienste	2
stationäre Hospize	26
davon Kinderhospize	2
Bettenzahl stationäre Hospize	246
hauptamtlich Mitarbeitende stationäre Hospizen (ehrenamtlich Mitarbeitende sind nicht erfasst)	>400

Stand 31.12.2017 Quelle Hospiz und Palliativverband Niedersachsen (HPVN)

Dazu kommen:
- 48 SAPV Teams
- ca. 320 Palliativbetten in Krankenhäusern
- 544 praktizierende Ärzte mit Zusatzbezeichnung Palliativmedizin[3]

Das Ehrenamt

Konstitutiv für die Hospizarbeit und die Palliativversorgung ist und bleibt der Einsatz der Ehrenamtlichen. Ihre Einsatzfelder sind:
- Sterbebegleitung
- Trauerbegleitung
- Vorstandsarbeit
- Öffentlichkeitsarbeit (Vorträge, Medienarbeit, Messestände)
- Hospiz und Schule
- Beerdigungsdienst
- Beratungstätigkeit u.a. Patientenverfügung

Die Vielfalt ehrenamtlicher Einsatzfelder erfordert hauptamtliche Ergänzung

Um Ehrenamtliche in dieser Breite und Differenziertheit beraten, fortbilden und informieren zu können, bedarf es Personen, die an den Themen und Inhalten dran bleiben. Da nun die meisten in der Hospizarbeit Engagierten berufstätig sind, geht dies nicht mehr ohne hauptamtliche fachliche Unterstützung und Begleitung.

Es gilt auch die Kontinuität zu wahren in Gesprächen und Verhandlungen mit den Organisationen, dem Ministerium, den Parteien, den Kirchen. So hat die Hospiz LAG zunächst im Rahmen eines Projektes Herbst 2012 – Dez.

---

[3] Quelle GKV Niedersachsen. Wie viele Pflegende in den ambulanten Pflegediensten, SAPV Teams, in Krankenhäusern, Einrichtungen der Alten- und Behindertenhilfe zusätzlich oft auf eigene Kosten eine Zusatzausbildung in Palliative Care haben, ist nicht erfasst.

2014 finanzielle Mittel erhalten, um die Fortbildungen und Beratungen mit hauptamtlicher Unterstützung voran zu bringen.

Danach war eine Unterstützung durch das Land nur in einem Netzwerk möglich. Leider haben nicht alle Player in dem hospiz-palliativen Feld mitmachen wollen. Daher kam es lediglich zu dem Trägerverbund des Hospiz und Palliativverbandes Niedersachsen, der DGP Landesvertretung Niedersachsen / Bremen und dem Betreuungsnetz für Schwerkranke Kinder und Jugendliche. Dieses Netzwerk heißt: Landesstützpunkt für Hospizarbeit und Palliativversorgung Niedersachsen e.V.

Dieser übernimmt mit zwei Referenten- und einer Verwaltungsstelle, die weitgehend vom Land finanziert werden, die Organisation der Fortbildungen und einen wesentlichen Teil die Öffentlichkeitsarbeit für die Träger. Hinzu kommen Zuarbeiten für die Träger und die Vertretung in vielen Gremien und wissenschaftlichen Zusammenhängen. Auftraggeber bleiben die Träger. Aber gleichzeitig ist der Landesstützpunkt auch Ansprechpartner für die Mitglieder der Träger und jeden Bürger in Niedersachsen.

Zentrale Punkte der Hospizarbeit

Die folgenden Themen waren und sind auch weiterhin für die Hospizarbeit und Palliativversorgung konstitutiv und müssen immer wieder in den sich verändernden Zeiten und Strukturen neu bedacht und überarbeitet werden.

Hospizbegleitung nimmt den Glauben und die Überzeugungen des Sterbenden ernst

Die Hospizbewegung wird bestehen bleiben, wenn sie sich an ihre Wurzeln gebunden weiß. Das ist für mich nicht in erster Linie sich um das Sterben oder den Tod sondern um den individuellen Menschen mit seiner Lebenssehnsucht, seiner Lebenshoffnung und seiner eigenen Biographie zu sorgen, die sich uns nicht immer erschließen. Es ist der Mensch, der seine Wahrheit hat und deshalb von uns nicht missioniert werden muss/darf. Er hat das Recht auch zu verdrängen, er darf feiern, er darf lachen, er darf weinen, usw. Sr. Reginalda vom Hospiz in Recklinghausen hat es einmal so formuliert: „Wenn der Menschen den Wunsch nach der Zigarette hat, bekommt er die Zigarette und nicht das Vater unser." Sterben ist integrierter Teil dieses Lebens mit all seinen Facetten.

Hospizbegleitung ist Lebensbegleitung

Sterben ist wichtig und wertvoll; es muss nicht verborgen werden. Wichtig ist und bleibt am besten die Zuwendung der Zugehörigen. Daher ist Begleitung bei aller palliativen Versorgung die hospizliche Begleitung, die eben keine Begleitung von Spezialisten ist, sondern von Menschen, die dem Sterbenden auch im Alltag begegnet sind.

Hospizbegleitung ist Euthanasie-Prophylaxe

Für mich ist hospizliche Sterbebegleitung nach wie vor die beste Euthanasie-Prophylaxe. Ich habe dies mehrfach erlebt. Baten die Patienten am Beginn der Begleitung noch um eine Spritze, haben sie bei guter medizinisch-pflegerischer Versorgung gern im Kreise ihrer Zugehörigen bis zum Schluss weitergelebt mit all ihren Gebrechen. Daher können wir uns nicht nur auf die ambulante Begleitung oder die in den stationären Hospizen beschränken.

Uns kann es nicht egal sein, wie Menschen in Pflegeinrichtungen, in Einrichtungen der Eingliederungshilfe oder in prekären Wohnverhältnissen sterben. Wir Hospizler müssen politisch bleiben und für unser Anliegen in der Gesellschaft werben.

Wir müssen uns sachkundig machen. Wenn wir als Hospizvereine in allen Altenpflegeeinrichtungen Begleitungen machen wollten, kämen auf jeden der 130 Hospizvereine im Schnitt zehn Altenpflegeeinrichtungen.

Auch wollten wir für die Altenpflegeeinrichtungen so viele Pflegekräfte fordern, wie im Hospiz, so bräuchten diese Einrichtungen drei- bis viermal so viel Personal, wie sie heute im Schnitt haben. Das kann keiner bezahlen. Auch gibt es nicht so viele Pflegende. Aber dennoch, um eine qualitätsmäßige Weiterentwicklung kommen wir in Altenpflegeeinrichtungen nicht herum, wollen wir unserem hospizlichen Anspruch gerecht werden, jedem Menschen ein würdevollen Lebensende an allen Orten unseres Landes zu garantieren.

Qualifizierung Ehrenamtlicher

Um nicht missverstanden zu werden, es geht mir nicht um den durchpädagogisierten, uniformierten Ehrenamtlichen, der alle möglichen Gesprächsmodelle drauf hat. Es geht mir schon um authentische Ehrenamtliche, die sie selbst sind. Insofern nehme ich die Satzung des Hospiz- und Palliativverbandes Nds. ernst, der da lautet: „Die Eigenständigkeit der einzelnen Mitglieder und die in deren Satzungen definierten Aufgaben bleiben unberührt." (Satzung: § 2 Zweck und Aufgabe Abs.4)

Dennoch sollten einige Elemente der Vorbereitung übereinstimmen. Der Ehrenamtliche geht immerhin im Auftrag des Hospizvereins in eine fremde private Welt. Er sollte daher nicht nur seine Geschichte kennen, sondern auch sein Tun reflektieren können. Ehrenamtliche sollten in der Lage sein, ihr Handeln auch im Zusammenhang beschreiben zu können. Supervision für die Begleitenden gehört daher für mich zum unaufgebbaren Bestandteil hospizlichen Handelns.

Außerdem sollte in Niedersachsen die Vorbereitung so gestaltet sein, dass Ehrenamtliche nach einem Umzug von A nach B ohne Probleme am neuen Ort wieder in die Begleitung einsteigen können. Das erfordert Absprachen und verbindliche Vereinbarungen auf der Landesebene.

Hospizbegleitung im Netzwerk

Hospizliche Begleitung und Versorgung geschieht im Netzwerk, „damit die umfassende Begleitung ggf. auch an 24 Stunden an sieben Tagen in der Woche und möglichst an jenem Ort, der zu meinem Leben gehört gesichert werden kann." So hat es Franco Rest immer wieder in seinen Vorträgen und Artikeln beschrieben.

In Niedersachsen bestehen oft Kooperationsvereinbarungen mit SAPV Teams, mit verschiedenen Tumorzentren, wie Brust- und Darmzentrum sowie mit Altenpflegeeinrichtungen. Wie diese Verträge mit Leben erfüllt werden, bleibt meist im Verborgenen. Oft erfahren weder die Hospizler noch die Bevölkerung von diesen Kooperationen. Es gilt diese Vereinbarungen für das Netzwerk besser zu nutzen und transparenter zu gestalten.

Hospiz und Schule, Beratungsarbeit und Öffentlichkeitsarbeit

Ich bin der Meinung, wir sollten uns stärker in verschiedene Bereichen des öffentlichen Lebens einbringen. Dies gilt sowohl für den Bereich der Schulen als auch für Gesprächs- und Beratungsangebote für die Vorsorgevollmacht mit integrierter Patientenverfügung.

Ich habe selbst erlebt, wie so mancher Rechtsanwalt über das Thema „Patientenverfügung" informiert hat. Ich glaube, viele Ehrenamtliche, die sich in den verschiedenen Fortbildungen und Workshops der Hospiz LAG weitergebildet haben, können das besser. Wir sollten uns daher trauen, dies offener anzubieten.

Hospizbegleitung und Trauer

Trauer ist eine ganz normale Reaktion auf einen Verlust. Wir sollten der Versuchung widerstehen, aus jedem Trauerfall einen pathologischen Trauerverlauf zu machen. Ich bin der Meinung, dass ein Ergänzungskurs für Sterbebegleiter, den wir in Niedersachsen entwickelt haben, ausreicht, um Menschen nach einem Verlust zu begleiten. Wichtig ist meines Erachtens, dass die ‚Trauerbegleitenden sensibel sind und differenzieren können, wann ein normaler Trauerverlauf vorliegt oder wann wir Trauernde ermutigen sollten, sich einer Therapeutin oder einem Therapeuten anzuvertrauen.

Ambulante Hospizarbeit und ehrenamtliche Leitung

Die meisten ambulanten Dienste haben Koordinationskräfte und Verwaltungsangestellte, wenn auch im Teilzeitverhältnis. Damit werden die Ehrenamtlichen zum Arbeitgeber mit allen Konsequenzen. Nicht selten überschreiten die Etats dieser Vereine die 100.000-Euro-Marke. Das lässt es schwer werden, noch Ehrenamtliche aus den eigenen Reihen zu finden, die diese Aufgaben übernehmen. Dennoch bleibt es Aufgabe eines Vorstandes, die politischen Leitlinien und die Schwerpunkte der Arbeit festzulegen.

Ich sehe ein großes Problem darin, wenn sich immer mehr Vereine unter das Dach großer Organisationen begeben, die meist Angestellte in der Leitung haben. Man gibt entscheidende Gestaltungsmöglichkeiten ab. Die Krise des Ehrenamtes vieler großer Hilfsorganisationen liegt u.a. darin begründet, dass die Ehrenamtlichen an der Gestaltung ihrer Tätigkeiten und Einsätze kaum beteiligt sind. Sie sind meist nur Ausführende von Vereinbarungen, die sie nicht mitentwickelt haben. Daher ziehen sich Ehrenamtliche, die mitgestalten wollen, aus den Organisationen zurück.

Sicher wird es zu Zusammenlegungen von kleinen Hospizgruppen und Vereinen in der Region kommen. Aber wir sollten nicht nachlassen, geeignete Leute in der Gesellschaft zu suchen, die unsere Arbeit vor Ort fachlich und hospizlich mitbegleiten. Ein Ehrenamtlicher, der gut die Kasse verwalten kann, muss nicht auch noch Sterbe- oder Trauerbegleiter sein. Dazu gehört auch, dass z.B. Vorstandsmitglieder an den Mitgliederversammlungen des HPVN teilnehmen und die Weiterentwicklung des Landesverbandes mitgestalten.

Abschließende Bemerkung

Hospizbegleitung wird auch solange gebraucht, wie unsere Begleitungen einen Beitrag zur Sättigung des Lebens leisten. Das Ziel sollte sein, dass jeder Mensch im Sinne Abrahams „lebenssatt" und nicht lebensmüde sein Leben beenden kann. Denn bis zum Schluss sollten wir das Leben haben, und wir sollen es in Fülle haben, wie es die Bibel sagt.

Um die Hospizgruppen davon zu entlasten, die unterschiedlichen Themen allein zu bearbeiten, bietet der Landesstützpunkt im Auftrag des Hospiz- und Palliativverbandes, der Landesvertretung der DGP und des Betreuungsnetzes für schwerkranke und sterbende Kinder und Jugendliche weiterhin seine Beratung an, informiert und lädt zum Austausch ein.

Florian Greiner

Was war, wurde und ist ein „guter Tod"?

Einleitung

Obschon dieser Beitrag einen weiten, historischen Bogen durch die Debatten um den „guten Tod" spannen wird, beginnt er in der Gegenwart: Vor kurzem wurde in den USA eine App namens „WeCroak" (zu Deutsch: „wir kratzen ab") veröffentlicht. Diese erinnert Smartphone-Nutzer künftig fünfmal täglich mittels kluger Zitate rund um den Tod sowie dem Satz „Vergiss nicht, du wirst sterben" an die eigene Vergänglichkeit. In der Tatsache, dass heute offenkundig sogar die digitale Welt das Themenfeld Tod und Sterben für sich erschlossen hat, spiegeln sich viele der Entwicklungen und Veränderungen, die die Frage „was ist eigentlich ein *guter Tod*?" seit 1945 prägten – und die im Mittelpunkt dieses Beitrags stehen.

Die Frage im Titel klingt zunächst recht simpel: Was war, wurde und ist ein „guter Tod"? Im Folgenden wird gezeigt, dass sich hinter diesem Begriff ganz grundsätzliche und weitreichende Fragen verbergen, die die gesellschaftliche Ordnung betreffen. Mit dem „guten Tod" ist – dies eine wichtige Vorbemerkung – in aller Regel ein „gutes Sterben" gemeint. Tatsächlich geht es in der gesellschaftlichen Diskussion heute weniger darum, was nach dem Ableben passiert, sondern darum, wie das Leben endet.[1] Das Lebensende wiederum, so die Ausgangsüberlegung, ist kein klar definierter Zeitpunkt, sondern ein

---

[1] Vgl. Robert Kastenbaum: „Good Death", in: Clifton D. Bryant/Dennis L. Peck (Hg.): Encyclopedia of Death and the Human Experience. Los Angeles 2009, S. 522-524, hier v.a. S. 522.

umkämpfter Gegenstand, der bestimmt ist von Macht- und Herrschaftsfragen, Formen des wissenschaftlichen und medialen Zugriffs, der Experten-Diagnose und von kulturellen Konventionen.

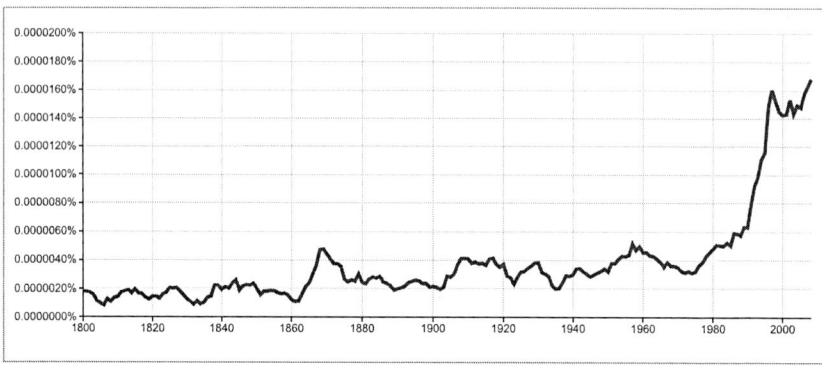

Abb. 1: Prozentuale Häufigkeit englischer Publikationen mit dem Begriff „good death", 1800 – 2008

Dies gilt gerade in der jüngsten Vergangenheit und Gegenwart, was erklärt, warum der Begriff „guter Tod" eine enorme Konjunktur erlebt hat. Abbildung 1 zeigt die prozentuale Häufigkeit der englischen Begriffsvariante „good death" im Textkorpus von Google zwischen 1800 und 2008.[2] Es ist unnötig, an dieser Stelle auf die methodischen Probleme einzugehen, die mit dem Google Ngram Viewer einhergehen, welcher Texte zum Zwecke der statistischen Auswertung in Fragmente zerlegt. Die Grafik soll einzig illustrieren, dass der „gute Tod" als Begriff und als Idee in der Moderne zwar durchaus konstant präsent ist, aber seine eigentliche diskursive Wirkungsmacht erst seit dem letzten Drittel des 20. Jahrhunderts entfaltet – auf das sich die folgenden Ausführungen dementsprechend konzentrieren werden.

---

[2] https://books.google.com/ngrams/graph?content=good+death&year_start=1800&year_end=2008&corpus=18&smoothing=3&share=&direct_url=t1%3B%2Cgood%20death%3B%2Cc0 [19.04.2018].

Sterben nach 1945 – älter, langsamer, anders?

Erlauben Sie mir daher zunächst ein paar Bemerkungen zu den Verschiebungen hinsichtlich der Todesursachen, Sterberaten und Sterbeorte seit dem Zweiten Weltkrieg, die entscheidend dafür sind, dass wir heute deutlich intensiver über den „guten Tod" nachdenken als frühere Generationen – und auch dafür, wie wir das tun. Während die erste Hälfte des 20. Jahrhunderts, zumal in Deutschland, vor allem durch den „tragischen Tod" in Form des gewaltsamen Massensterbens durch Krieg und Genozid geprägt war, entwickelte sich nach 1945 der „natürliche Tod" zum bestimmenden Merkmal des Endes des Lebens. Dieses wird heute assoziiert mit fortgeschrittenem Alter, schwerer, oft chronischer Krankheit und dem langsamen Sterben unter ärztlicher Begleitung. Jedoch verschob sich in den letzten hundert Jahren in den westlichen Gesellschaften statistisch nicht nur der Todeszeitpunkt nach hinten, sondern es veränderten sich auch Lebensläufe und Sterbensverläufe.[3] Ein Blick auf die häufigsten Todesursachen zeigt dies eindringlich: Waren um 1900 noch eine Vielzahl an Infektionserkrankungen wie Grippe, Tuberkulose oder Gastritis mit zumeist eher schnellem Verlauf sowie Unfälle und die hohe Kinder- und Müttersterblichkeit hauptverantwortlich für das Ende des menschlichen Lebens, starben knapp 100 Jahre später mehr als die Hälfte aller Menschen an Herz-Kreislauferkrankungen sowie an Krebs und damit an langwierigen Krankheiten.[4] Infolgedessen verlängerte sich im Laufe des 20. Jahrhunderts nicht nur die menschliche Lebenszeit, sondern auch und gerade der letzte Abschnitt des Lebens, die Phase des Sterbens. Neben dem demographischen Wandel, hinter dem verbesserte soziale Lebensbedingungen in den Bereichen Ernährung, Hygiene und Arbeitsschutz sowie natürlich das Ausbleiben von verlustreichen Kriegen standen, war hierfür vor allem der medizinische Fortschritt verantwortlich.

---

[3] Vgl. hierzu grundsätzlich Norbert Elias: Über die Einsamkeit der Sterbenden. Frankfurt a.M. 1982, S. 15-17.

[4] Vgl. die Übersicht in Charles A. Corr: Death in modern society, in: Derek Doyle/Geoffrey W.C. Hanks/Neil MacDonald (Hg.): Oxford Textbook of Palliative Medicine. New York ²1998, S. 31-40, hier S. 33.

Zu sterben dauert heute im Schnitt also nicht nur länger als früher, es ist auch viel teurer geworden, v.a. infolge von kostenintensiven lebensverlängernden Maßnahmen insbesondere im Bereich der Intensivmedizin.[5] Damit zusammenhängend wandelten sich auch die Orte des Sterbens: immer seltener endet das Leben in den heimischen vier Wänden, und immer häufiger verbringen Menschen ihre letzten Wochen und Monate im Krankenhaus oder Altenheim. Dass heute die Mehrzahl der Menschen in Institutionen und eben nicht zu Hause sterben, hängt auch mit den gewandelten Familienstrukturen und der gestiegenen Zahl an Ein-Personen-Haushalten zusammen. Bereits die klassische Kernfamilie ist heute oft durch sinkende Heiratszahlen, steigende Scheidungsraten und Kinderlosigkeit gesprengt, die in früheren Zeiten übliche Großfamilie, auch wegen der höheren Mobilität, kaum noch existent: In Bayern etwa lag die durchschnittliche Haushaltsgröße um 1900 bei 4,7 Personen, im Jahr 2000 bei nur noch 2,2 Personen.[6] Insgesamt lässt sich damit festhalten, dass durch medizinische Einrichtungen und Dienstleistungen das Lebensende nach 1945 so auf bis dato unbekannte Weise funktionalisiert wurde.

Was bedeutet das aber für die Frage, um die es hier geht? Vor eben diesem Problemhintergrund entwickelte sich ab den späten 1960er Jahren – zunächst in den USA und Großbritannien, aber rasch auch in der Bundesrepublik Deutschland – eine intensive Diskussion darum, was ein „guter Tod" sein soll.[7] Der Definitionsansatz erfolgte dabei zunächst *ex negativo*: Kampfbegriffe wie

---

[5] Vgl. etwa zur „Sterbekostenthese", wonach nicht das immer weiter steigende Lebensalter der Bevölkerung an sich, sondern das Sterben und speziell die letzten Lebenswochen in Zeiten der modernen Medizin zu den höchsten Behandlungskosten führten und für die Explosion der Gesundheitsausgaben verantwortlich seien: François Höpflinger: Bevölkerungssoziologie. Eine Einführung in bevölkerungssoziologische Ansätze und demographische Prozesse Weinheim ²2012, hier v.a. S. 227 und Manuela Nöthen: Hohe Kosten im Gesundheitswesen: Eine Frage des Alters?, in: Wirtschaft und Statistik 11 (2011), Nr. 7, S. 665-675.

[6] Vgl. https://de.wikipedia.org/wiki/Gro%C3%9Ffamilie#Geschichte [24.04.2018] und https://www.statistik.bayern.de/presse/archiv/2012/172_2012.php [24.04.2018].

[7] Treffend argumentiert Allan Kellehear, dass der „[g]ood death for older people became a growing and rather surprising problem as human history slowly unfolded what was initially thought to be a good thing – a rising live-expectancy."; Allan Kellhear: A Social History of Dying. Cambridge 2007, S. 119.

„Institutionalisierung", „Mechanisierung" oder „Medikalisierung" des Sterbens verwiesen auf wahrgenommene Missstände. Der Philosoph Ivan Illich – der prominenteste Medizinkritiker jener Jahre – beklagte Mitte der 1970er Jahre wortgewaltig, dass der Tod des „Normalverbrauchers", der sich bis zuletzt in ärztlicher Behandlung befinde, als „guter Tod" gelte – in Wahrheit aber meist ein „schlechter Tod" sei.[8] In die gleiche Kerbe schlug letztlich die neu formulierte These einer Tabuisierung des Todes. Seien Sterbende in früheren Zeiten stets im Alltag präsent gewesen, werde der Tod nun in Krankenhäusern klinisch verwaltet und damit aus dem öffentlichen Bewusstsein verdrängt.[9] Seitdem wurde die Tabuisierungsthese, nach der in der leistungs- und jugendorientierten Konsumgesellschaft kein Platz für das Sterben sei, in Wissenschaft und Öffentlichkeit breit aufgegriffen – und ist bis heute quasi allgegenwärtig.[10] Ein „guter Tod", so lautet die klare Botschaft, sei etwas anderes als das, was die meisten Menschen gegenwärtig erleben würden.

Allerdings blieben jene Stimmen nicht ohne Widerspruch. Kritiker der Tabuisierungsthese argumentierten unter anderem, dass diese eine unverkennbar kulturkritische Stoßrichtung habe und normale Formen des gesellschaftlichen Wandels, etwa einen pragmatischeren Umgang mit Sterbenden, dramatisiere.[11]

---

[8] Ivan Illich: Die Enteignung der Gesundheit. Reinbek 1975, S. 152. Zu Illich vgl. jüngst Thierry Paquot: Ivan Illich. Denker und Rebell. München 2017.

[9] So erstmals Geoffrey Gorer: The Pornography of Death, in: Encounter 5 (1955), Nr. 25, S. 49-52. Für die Geschichtswissenschaft war es besonders der französische Mediävist Philippe Ariès, der die Verdrängungsthese in seinen Studien zur „Geschichte des Todes" stark machte und popularisierte. Vgl. Philippe Ariès: Studien zur Geschichte des Todes im Abendland. München 1976 und ders.: Geschichte des Todes. München 1980.

[10] Vgl. exemplarisch: Norbert Elias: Über die Einsamkeit der Sterbenden. Frankfurt a.M. 1982, v.a. S. 8, S. 18 und S. 38; Richard Huntington/Peter Metcalf: Celebrations of Death: The Anthropology of Mortuary Ritual. Cambridge 1979; Joachim-Ernst Meyer: Todesangst und das Todesbewußtsein der Gegenwart. Berlin 1979; Jean Ziegler: Die Lebenden und der Tod. Darmstadt 1977.

[11] So beispielsweise Allan Kellehear: Are We a ‚Death-Denying' Society?, in: Social Science and Medicine 18 (1984), Nr. 9, S. 713-723; Norbert Fischer: Vom Gottesacker zum Krematorium. Eine Sozialgeschichte der Friedhöfe in Deutschland seit dem 18. Jahrhundert. Köln u.a. 1996, v.a. S. 130; Gerhard Schmied: Sterben und Trauern in der modernen Gesellschaft Opladen 1985; Richard G. Dumont/Dennis C. Foss: The American View of Death: Acceptance or Denial? Cambridge, MA 1972; Walter Schulz: Zum Problem des Todes, in: Hans Ebeling (Hg.): Der Tod in der Moderne. Königstein 1979, S. 166-183.

Auch ist mit einigem Recht infrage gestellt worden, dass in früheren Epochen tatsächlich ein so viel intensiverer, menschlicherer und „besserer" Umgang mit Sterben und Trauern geherrscht habe. Ohne dies an dieser Stelle vertiefen zu können, ist doch zweifellos das gewichtigste Argument gegen die These einer Verdrängung des Todes in der Moderne, dass in dem Moment, in dem diese aufkam, das Thema einen massiven Boom erfuhr. So erschienen alleine in den USA zwischen 1964 und 1975 3.400 Publikationen zu „Tod und Sterben" mit wissenschaftlichem Anspruch.[12] Süffisant nannte denn auch der britische Soziologe Tony Walter den Tod ein „sehr schlecht gehütetes Geheimnis" – das Sterben sei so unaussprechlich, „dass es heute 650 Bücher im Handel gibt, die uns versichern, dass wir das Thema ignorieren."[13]

Unabhängig davon, wie man sich zur Tabuisierungsthese positioniert, lässt sich somit festhalten, dass mit der Klage von der Verdrängung des Sterbens die Wiederentdeckung dieses Themas und zugleich die Konzeption der Idee eines „guten Todes" einhergingen.

Die Wiederentdeckung des Sterbens und die Idee vom „guten Tod"

Tatsächlich wurde im letzten Drittel des 20. Jahrhunderts das Sterben, oder vielmehr die gesellschaftliche Bedeutung des Lebensendes, von verschiedenen Akteuren erkannt und bewusst in eine breitere Öffentlichkeit getragen: Wissenschaft, zivilgesellschaftliche Verbände, Kirchen, Gesundheitspolitik, Pharmaindustrie, Medien: Sie alle griffen das Thema auf, gleichwohl mit sehr unterschiedlichen Interessen. Die zentrale These lautet, dass wir nur verstehen können, was ein „guter Tod" ist, wenn wir uns damit befassen, wer aus welchen Gründen überhaupt dieses Konzept gebrauchte und welche Vorstellungen und Ziele sich damit verbanden. Für manche der Akteure, die ab den

---

[12] Vgl. Robert Fulton: Death, Grief and Bereavement: A Bibliography. I: 1845-1975. New York 1977.
[13] Tony Walter: The Revival of Death. London 1994, S. 1 [eig. Übersetzung].

60er und verstärkt 70er Jahren über das Sterben nachdachten, war das Thema tatsächlich eine neue Entdeckung – dies gilt etwa für die Gesundheitspolitik oder die Pharmaindustrie, aber mit kleinen Einschränkungen auch für die Massenmedien, deren intensive Darstellung von Tod und Sterben zu einer neuen „Sichtbarkeit" dieser Themen geführt hat.[14] Für andere, natürlich vor allem für die Kirchen, handelte es sich dagegen eher um eine Wiederentdeckung. Bereits im Spätmittelalter versuchte die katholische Kirche mittels christlicher Erbauungsschriften, der Literaturgattung der Ars moriendi, die Gläubigen auf einen ‚guten Tod' vorzubereiten.[15] Die „Kunst zu sterben" bestand damals vor allem darin, einen plötzlichen, unvorbereiteten Tod zu vermeiden und sich rechtzeitig um das eigene Seelenheil zu bemühen.

Nach dem Zweiten Weltkrieg begannen sich beide Kirchen zunehmend mit der Frage zu befassen, wie eine christliche Sterbebegleitung in der Moderne aussehen könnte. So intensivierten etwa katholische Caritas wie evangelische Diakonie rasch ihre Bemühungen in diesem Bereich. In beiden Hilfsorganisationen kam die Frage einer christlichen Sterbebegleitung nach 1945 vor allem im Kontext der Altenhilfe, Krankenpflege sowie Krankenhausseelsorge auf. Caritas wie Diakonie reagierten dabei beide auf einen aus der Praxis heraus empfundenen Mangel. In der Caritas betonte etwa Robert Svoboda, der Geschäftsführer der Freien Vereinigung für Seelsorgehilfe und eine führende Figur bei der Neuausrichtung der Organisation nach dem Zweiten Weltkrieg, dass im Angesicht von „Pseudonymität" am Sterbebett sowie dem Fehlen religiöser Bindungen in der Moderne, viele Sterbende ein großes Bedürfnis nach christlicher Hilfe hätten. Allerdings sei Sterbebeistand, wie er in einem Artikel aus dem Jahr 1962 argumentierte, verlernt und nicht an den „heutigen Stil des Sterbens" angepasst worden.[16] Auf ähnliche Weise beklagte ein Tübinger De-

---

[14] Vgl. Thomas Macho/Kristin Marek (Hg.): Die neue Sichtbarkeit des Todes. Paderborn 2007.

[15] Zur Literaturgattung der Ars moriendi und ihrer Geschichte vgl. Arthur E. Imhof: Ars moriendi. Die Kunst des Sterbens einst und heute. Wien 1991. Als Fallbeispiel für die Bedeutung des „guten Todes" im spätmittelalterlichen England vgl. Amy Appleford: Learning to Die in London, 1380–1540. Philadelphia 2015.

[16] Caritas-Archiv Freiburg Signatur 259.4 Fasz. 01.

kan auf der Bundestagung der Diakonie 1975 den Verlust der Ars moriendi in den letzten 100 Jahren. Aufgabe der Diakonie müsse es sein, den Menschen zu einer neuen „Sterbekunst" und einem unbefangeneren Verhältnis zum Tod zu verhelfen. Als Reaktion darauf gründete sich im Rahmen des von 1976 bis 1978 laufenden Schwerpunktprogramms „Hilfe für das Alter" eine Projektgruppe mit dem Titel „Recht auf Leben – Recht auf Sterben". Als ein Resultat deren Arbeit erfolgte die Aufnahme des Themas Sterben in die Aus- und Fortbildungslehrpläne der Altenhilfe und Altenpflege.[17] In der Caritas wiederum war fast zeitgleich, im Jahr 1974, das Thema Sterbebeistand in den Stundenplan der Einführungskurse für Krankenhausseelsorger aufgenommen worden.

Zugleich setzte auch eine öffentliche Diskussion darüber ein, was denn nun ein „guter Tod" tatsächlich sein könnte, eine Debatte, die insbesondere die Kirchen vorantrieben und damit gleichsam verlorenes Terrain in einer vermeintlich säkularen Gesellschaft zurückzuerobern versuchten. So entstand in der Bundesrepublik ab den späten 70er Jahren ein neuer Markt für schriftliche Ratgeber zu Tod und Sterben. Eine ganze Fülle an Publikationen überschwemmte den westdeutschen Buchmarkt, deren erklärtes Ziel die Begleitung, häufiger aber die dezidierte Anleitung von Sterbenden und ihren Angehörigen war.[18] Sterben, Trauern und Fragen der Bestattung gerieten gleichermaßen in den Fokus einer neuen Gruppe von öffentlichen ‚Experten des Todes', deren Erkenntnisse sich einer großen Nachfrage erfreuten. Zu einem Bestseller entwickelte sich etwa das Buch ‚On Death and Dying'[19] der amerikanisch-schweizerischen

---

[17] Vgl. Manfred Seitz: Der alte Mensch und sein Tod, Arbeitsergebnis der Projektgruppe 9 (innerhalb des 3. Schwerpunktprogrammes des Diakonischen Werkes der EKiD: „Hilfe für das Alter"): „Recht auf Leben – Recht auf Sterben", S. 3-9, hier S. 9, Diakonie-Archiv Berlin, Signatur ADW, DEVA 335.

[18] Exemplarisch: Paul Becker/Volker Eid (Hg.): Begleitung von Schwerkranken und Sterbenden – Praktische Erfahrungen und wissenschaftliche Reflexion. Mainz 1984; Richard Lamerton: Sterbenden Freund sein. Helfen in der letzten Lebensphase. Freiburg im Breisgau 1991; Heinrich Pera: Sterbende verstehen. Ein praktischer Leitfaden zur Sterbebegleitung. Freiburg im Breisgau 1995; Werner Schweidtmann: Sterbebegleitung. Menschliche Nähe am Krankenbett. Stuttgart 1991; Stephan Wehowsky: Sterben wie ein Mensch. Gütersloh 1985.

[19] Elisabeth Kübler-Ross: On Death and Dying. New York 1969 [auf Deutsch: Interviews mit Sterbenden, Stuttgart 1969].

Sterbeforscherin Elisabeth Kübler-Ross im Jahre 1969, das sich mehrere Monate auf der Bestsellerliste der ‚New York Times' halten konnte und alleine bis 1976 über eine Million Mal verkaufte – auch die deutsche Übersetzung „Interviews mit Sterbenden" erreichte eine siebenstellige Auflagenhöhe. Der „gute Tod" erschien in all diesen Publikationen – wiederum ausgehend von der Prämisse, dass das Sterben verdrängt werde – als etwas, das durch adäquate Beratung von „Sterbeexperten" erreicht werden konnte und musste.[20]

Auch andere Medien widmeten sich nun zunehmend der Suche nach dem „guten Tod". Die Zahl an Dokumentationen im westdeutschen Fernsehen explodierte in den 70er Jahren, im darauffolgenden Jahrzehnt widmeten sich auch zunehmend populäre Unterhaltungsformate schwierigen Themen wie dem Krebstod oder der Sterbehilfe. Dabei waren filmische Darstellungen dessen, was als „gut" und „wünschenswert" galt, durchaus unterschiedlich, und die öffentliche Kontroverse von erstaunlicher Intensität und Leidenschaft. An Fronleichnam 1971 strahlte das ZDF zur besten Sendezeit eine Dokumentation des jesuitischen Filmemachers Reinhold Iblacker über das wenige Jahre zuvor gegründete Londoner St. Christopher-Hospiz von Cicely Saunders aus. Diese stand, nicht nur da Iblacker einer der führenden Figuren der noch sehr kleinen westdeutschen Hospizbewegung war, in einer augenfälligen Nähe zur Hospizidee, die als Heilmittel gegen die „Anonymität eines Krankenhausbetriebs" präsentiert wurde.[21] Obschon die unmittelbare Zuschauerreaktion sehr positiv ausfiel, worauf sowohl die hohe Einschaltquote als auch die eingegangenen Anrufe beim ZDF-Telefondienst verweisen, entspann sich eine sehr kritische öffentliche Debatte über diese Sendung. Es war kein Zufall, dass unter den Printmedien gerade die Zeitung „Christ und Welt" mit einer sehr kritischen Rezension herausstach, in der die Darstellung des Hospizalltags als zu unkritisch und optimistisch bezeichnet wurde. Tatsächlich waren es, obschon „Noch 16 Tage" letztlich eine Produktion der Redaktion Kirchenfunk war, gerade kirchliche Akteure, die gegen die Sendung Sturm liefen. Anton Székely, eine

---

[20] Vgl. hierzu ausführlich Florian Greiner: „Richtig sterben"? Populäres Wissen zum Thema „Tod" seit den 1970er-Jahren, in: Archiv für Sozialgeschichte 55 (2015), S. 275-296.
[21] Noch 16 Tage. Eine Sterbeklinik in London. ZDF 1971, Minute 02:11-02:13.

der führenden Figuren in der katholischen Krankenhausseelsorge, stellte dem Film ein vernichtendes Urteil aus: „Schade, daß es ihn gibt. Er ist gestellt und zudringlich. Er hat den Beigeschmack einer Kommerzialisierung des Sterbens. Humanität beim Sterbenden als Job – eine unsympathische Vorstellung. Nun ist auch das Persönliche institutionalisiert, die Verantwortung abgenommen, wir sind von einer Pflicht losgekauft. Der Sohn kann ruhig zum Fußballspiel gehen, während der Vater stirbt."[22]

Die Kritik richtete sich also auch gegen das Hospizkonzept allgemein und die von ihm vermeintlich vertretene Vorstellung eines „guten Todes" – und tatsächlich organisierten die Kirchen in jener Zeit zahlreiche Veranstaltungen gegen so genannte „Sterbekliniken", welche Sterbenskranke vom gesellschaftlichen Leben separieren würden. Kurzum: Das Verhältnis der Kirchen zur Hospizidee war anfangs reichlich belastet. Zugleich wird deutlich, wie sich die Suche nach dem Ideal des „guten Todes" in jenen Jahren intensivierte, zugleich aber noch keine Einigkeit bestand, was ihn denn tatsächlich ausmacht. Erst in den folgenden Jahren näherten sich etwa Hospizbewegung und christliche Sterbebegleitung sukzessive an, was entscheidend dazu beitrug, dass der „gute Tod" Gestalt annahm. So waren es im Laufe der 80er Jahre häufig Pfarrer und Kirchengemeinden, die bei der Gründung von Hospizgruppen voranschritten. In der Vereinigten Evangelisch-Lutherischen Kirche Deutschlands wurde daraufhin eine Arbeitsgruppe „Hospiz-Bewegung" eingesetzt, deren Arbeit im Mai 1990 in eine – nun klar positive – Stellungnahme zur Hospizidee mündete, die beispielsweise forderte, dass Mitarbeiter*innen in Alten- und Pflegeheime sowie Sozial- und Diakoniestationen aktiv hospizlich weitergebildet werden sollten. Im Februar 1992 veranstaltete das Diakonische Werk schließlich eine Klausurtagung zum Thema „Hospiz" in Stuttgart. Die begleitende Dokumentation führte eine Vielzahl an Hospiz-Initiativen und Projekten mit evangelischen Trägern auf. Als Zielvorstellung wurde ein Konzept namens „Gemeinde als Hospiz" präsentiert.[23]

---

[22] Zit. nach Helmut R. Zielinski: Sterbeklinik – Ja oder Nein, in: ders. (Hg.): Prüfsteine medizinischer Ethik. Band 1, Grevenbroich 1980, S. 52-86, hier S. 54.
[23] Vgl. Peter Godzik/Karl Dietrich Pfisterer/Henning Pleitner (Hg.): „…daß die Gemeinde zum Hospiz werde". Dokumentation der Klausurtagung „Hospiz" des Diakonischen

Infolge der zunehmenden Annäherung von christlicher Sterbebegleitung und Hospizidee begannen sich einige Charakteristika des „guten Todes" öffentlich durchzusetzen: Der Idealtypus ist das schmerzfreie und kontrollierte, tendenziell eher langsame Dahinscheiden im Kreis von Familie und/oder Freunden möglichst in den eigenen vier Wänden, mit einer aktiven Abschiednahme.[24] Darüber hinaus finden sich jedoch noch einige andere Aspekte. Erstens ist sicherlich eine gewisse medizinkritische Stoßrichtung des Konzepts „guter Tod" festzustellen, oder genauer: Eine Skepsis gegenüber bestimmten Entwicklungen besonders im modernen Krankenhausbetrieb. Das Sterben solle vielmehr, so weit wie möglich, „natürlich" verlaufen.[25] Zweitens lässt sich auch eine gesellschaftskritische Stoßrichtung der Debatten um einen „guten Tod" nicht übersehen. Die Überzeugung, dass der moderne Mensch etwas verloren habe, das einmal integraler Bestandteil des Lebens gewesen sei, prägt nicht zuletzt die These von der Verdrängung des Todes und trägt zur Romantisierung des Sterbens in früheren Epochen bei.[26] Darauf aufbauend lautet eines Leitmaxime des „guten Todes" heute: „Sterben als Teil des Lebens" zu entdecken. So forderte der Hamburger Pastor Paul Schulz 1973 in der Wochenzeitung „Die Zeit" die Leser dazu auf, „bewußter zu sterben".[27] Bis hierhin würde übrigens sogar eine andere wirkmächtige zivilgesellschaftliche Organisation zustimmen, welche sich seit dem letzten Drittel des 20. Jahrhunderts mit dem „guten Tod" befasst, nämlich die Sterbehilfebewegung, die allerdings zwei andere zentrale Begrifflichkeiten, die das Konzept „guter Tod" in der Gegenwart durchziehen, etwas anders ausdeutet: „Würde" und „Selbstbestimmung".

Werkes der EKD vom 18.-20. Februar 1992 im Deutschen Institut für Ärztliche Mission in Tübingen. Stuttgart 1992, darin speziell Hellmut Dopffel: „Gemeinde als Hospiz", S. 77-81.

[24] Vgl. Kastenbaum, Good Death, S. 522.

[25] Vgl. zum Konzept und zur Bedeutung des „natürlichen Todes" Margot Pennington: Memento mori – Eine Kulturgeschichte des Todes. Stuttgart 2001, v.a. S. 73-79.

[26] Vgl. Kellehear, History, S. 172-176.

[27] Paul Schulz: Der Tod ist etwas ganz Natürliches, in: Die Zeit, Nr. 47, 16. November 1973.

Fazit: der „gute Tod" als Konstrukt

Nach einem breiten Überblick über die Debatten rund um das Lebensende seit dem Zweiten Weltkrieg sollen zum Schluss einige grundlegende Gedanken formuliert werden, was die Relevanz der Idee vom „guten Tod" und dessen zeithistorischen Ort angeht. Der „gute Tod", so banal das klingt, ist ein grundsätzlich positiv-optimistisches Konzept. Sterben wird explizit als etwas – zumindest im Idealfall – Gutes interpretiert, das zum Leben gehört und nicht verleugnet werden solle, sondern vielmehr, bei richtiger Einstellung und entsprechender Akzeptanz, sogar ein gewinnbringendes Erlebnis sein könne.[28] In den Worten von Elisabeth Kübler-Ross: „Sterben ist nichts Schlimmes, sondern etwas Schönes."[29] Diese Deutung ist sicherlich auch eine Reaktion auf den Umstand, dass Tod und Sterben die vielleicht letzte große Unbekannte der Moderne darstellt: Ein Rätsel, das der medizinische und wissenschaftliche Fortschritt eben nicht gelöst hat. Weder haben wir den Tod besiegt und sind unsterblich, noch wissen wir, was eigentlich genau danach mit uns passiert. Damit verbinden sich Unsicherheiten, welchen wiederum nach 1945 zunehmend mit Bemühungen begegnet wurde, dem Tod seinen Schrecken zu nehmen und ihn zu „zähmen". So verband sich die Vorstellung, Sterben müsse friedlich in Form eines reinen Alterstodes erfolgen, mit dem Postulat, dass jegliche Todesangst überflüssig sei.[30]

Es geht beim „guten Tod" also auch und gerade um das moderne Individuum und dessen Wünsche und Ängste. Der australische Gesundheitssoziologe Allan Kellehear fand Anfang der 90er Jahre mittels Interviews heraus, dass die Steuerung des eigenen Ablebens für die meisten Sterbenden von zentraler Bedeutung war. Kellehear folgerte daraus, dass dem Sterben eine identitätsstif-

---

[28] Vgl. Reiner Sörries: Vom guten Tod. Die aktuelle Debatte und ihre kulturgeschichtlichen Hintergründe. Kevelaer 2015, S. 137-142.
[29] Elisabeth Kübler-Ross: Leben und sterben lernen. Trost in Zeiten der Trauer. Gütersloh 2009, o.S..
[30] Vgl. hierzu Walter Schulz: Zum Problem des Todes, in: Hans Ebeling (Hg.): Der Tod in der Moderne. Königstein 1979, S. 166-183, hier S. 174.

tende Rolle zufiel.[31] Es ist daher kein Zufall, dass Forderungen nach Selbstbestimmung von Sterbenden oder der Begriff des „würdevollen Todes" im letzten Drittel des 20. Jahrhunderts reüssierten. Für den Soziologen Werner Schneider ist etwa die Privatautonomie des Individuums entscheidendes Merkmal der Ordnung des Todes in der Moderne.[32] Und auch sein englischer Fachkollege Tony Walter konstatiert, dass der „gute Tod" in der individualisierten Gesellschaft der Tod sei, der selbst gewählt werde.[33] Persönliche Kontrolle, vielleicht sogar Gestaltbarkeit des eigenen Todes stehen im Vordergrund – statt wie früher dessen Schicksalshaftigkeit.[34]

Gerade hier zeigt sich, dass der „gute Tod" in erster Linie als ein vom Menschen bzw. den jeweiligen Zeitgenossen selbst geschaffenes Konstrukt zu werten ist – und eben keine natürliche Gegebenheit darstellt.[35] Damit ist nicht gemeint, dass es keine allgemeinen Vorstellungen hinsichtlich der Gestalt eines „guten Todes" geben kann: niemand würde sich wohl wünschen, unter starken Schmerzen qualvoll dahinsiechen zu müssen oder längerfristig bewusstlos an Apparaten zu hängen.[36] Doch selbst die Zielvorstellung Schmerzfreiheit ist keine historische Konstante – galt im Mittelalter doch vielmehr das klaglose Ertragen von gottgewollten Schmerzen als Komponente des „guten Todes".[37] Zugleich sind Sterbeverläufe und die Wünsche von Sterbenden in der Endphase auch in der Gegenwart hochgradig individuell. Neuere soziologische Studien

---

[31] Kellehear, History, S. 159-163.

[32] Werner Schneider: Vom schlechten Sterben und vom guten Tod – Die Neu-Ordnung des Todes in der politischen Debatte um Hirntod und Organtransplantation, in: Thomas Schlich/Claudia Wiesemann (Hg.): Hirntod. Zur Kulturgeschichte der Todesfeststellung. Frankfurt a.M. 2001, S. 279-317, hier S. 287f.

[33] Walter, Revival, S. 2.

[34] Vgl. auch Thomas Macho: Das Leben nehmen. Suizid in der Moderne. Berlin 2017, S. 419f.

[35] Vgl. Frank Schiefer: Die vielen Tode. Individualisierung und Privatisierung im Kontext von Sterben, Tod und Trauer in der Moderne. Wissenssoziologische Perspektiven. Münster 2007, S. 162-164 und Sörries, Vom guten Tod, v.a. S. 10.

[36] Vgl. hierzu Kastenbaum, Good Death und Mary Bradbury: Representations of Death. A Social Psychological Perspective. London 1999, v.a. S. 140.

[37] Vgl. hierzu die Typenbildung des „guten Todes" bei Tony Walter: Walter, Revival, v.a. S. 109f.

zu Altenheimen und Hospizen haben gezeigt, dass die Perspektiven auf das Lebensende sowohl bei Mitarbeitern als auch bei Sterbenden je nach Institution stark variieren.[38] Und auch die Frage, was eigentlich genau Würde oder Selbstbestimmung – Modewörter, die für sich genommen jedoch erst einmal leere Signifikanten sind – sein sollen, bleibt offen. Unabhängig davon, ob es einen freien Willen überhaupt geben kann, ist gerade in medizinischen Zusammenhängen Fremdbestimmung für viele Menschen keinesfalls etwas Negatives, zumal in dem auf Vertrauen aufbauenden Arzt-Patienten-Verhältnis.

Ziel dieses Beitrags war es denn auch primär, ein Bewusstsein dafür zu wecken, dass ein Konzept wie der „gute Tod", mit dem allzu oft ganz selbstverständlich hantiert wird, nicht nur dem historischen Wandel unterliegt, sondern dass es auch eine eigene soziale, kulturelle und politische Dynamik besitzt.[39] Wird diese erkannt und berücksichtigt, ist bereits viel gewonnen. Denn die praktische Relevanz des Konzeptes „guter Tod" steht gerade im Kontext der Hospizarbeit natürlich außer Frage. Und vielleicht bedarf es gar nicht problematischer Begriffe wie „Würde" oder „Selbstbestimmung", um den „guten Tod" mit Inhalt zu füllen. Vielmehr scheint es so, als ob schon in der Bewusstmachung der eigenen Vergänglichkeit eine der wesentlichen Entwicklungen der jüngeren Vergangenheit liegt, die an sich schon einen Bestandteil eines „guten Todes" darstellt – der eben immer nur als Teil eines „guten Lebens" gedacht werden kann. Nicht zufällig lautet denn auch der Werbespruch der einleitend erwähnten „WeCroak"-App: „Finde Dein Lebensglück, indem Du über Deine Sterblichkeit nachdenkst."[40]

---

[38] Andreas Hanses/Katrin Heuer/Lisa Janotta/Kathleen Paul: Konstruktionen des Sterbens. Analysen zur Herstellungsweisen des Sterbens in organisationalen Kontexten, in: neue praxis 45 (2015), Nr. 2, S. 160-178.
[39] Vgl. Kellehear, History, S. 109.
[40] „Find happiness by contemplating your mortality", vgl. https://www.wecroak.com/ [19.04.2018].

Barbara Denkers

Sterben und sterben lassen!

Welche Haltung brauchen Begleiter*innen?
Wie kann diese vermittelt werden?

Was nach meinem Eindruck zur Vermittlung einer Haltung in der Begleitung sterbender Menschen gehört will ich mit zehn Aspekten verdeutlichen. In meinem Beitrag werde ich mich auf meine eigenen Erfahrungen beziehen. Zusammen mit Susanne Schröder war ich für die Durchführung von elf Vorbereitungskursen Ehrenamtlicher in der Hospizarbeit bei den Johannitern zuständig. Abschließend möchte ich auch etwas zur Rolle der hauptamtlichen Mitarbeitenden in der Hospizarbeit anmerken.

Schon in der Überschrift meines Vortrages ist eine nach meinem Eindruck wesentliche Haltung von Begleiterinnen und Begleitern in der Hospizarbeit enthalten: Sterben lassen.

Sterben lassen

Menschen, die im Sterben liegen machen eine neue Erfahrung. Sie beschreiten das Ende ihres Lebensweges. Das unterscheidet sie von den Begleitern und Begleiterinnen, die diese Erfahrung nicht gemacht haben, sondern erst machen werden.

Die Auseinandersetzung von Begleitenden mit Sterben, Tod und Trauer in den Vorbereitungskursen, Sterbemeditationen und andere Möglichkeiten sich dem Sterben anzunähern können zum Verstehen von Sterbenden beitragen.

Doch im Tiefsten und letztendlich ist es lediglich eine Annäherung. Begleiter und Begleiterin setzen sich mit der Thematik auseinander, jedoch immer auf der Grundlage, dass sie weiterleben werden. Deshalb erachte ich es als wesentlich für die Haltung von Begleitenden, dass sie anerkennen: Ihr Gegenüber macht eine Erfahrung, die sie selbst nicht gemacht haben.

Sterbende Menschen sind für sich selbst auf einem unbekannten und neuen Weg. Sie bestimmen diesen eigenen Weg, sie bestimmen die eigene Balance zwischen ihrer Autonomie und ihrem Wunsch nach Fürsorge.

Die Haltung der Begleitenden ist es, diesem individuellen Weg eines sterbenden Menschen mit Respekt und Wertschätzung zu begegnen. Diesen Menschen zu lassen, wie er ist, keine Erwartungen an ihn zu stellen, genau zuzuhören und wahrzunehmen, was seine Bedürfnisse in dieser Situation hier und jetzt sind, nicht meinen zu wissen, was der sterbende Mensch braucht. Jesus hat hier seine Haltung vorgelebt: „Was willst du, das ich dir tue." (Lukas 18,41) Eine Grundhaltung für mich in der Begleitung von sterbenden Menschen und ihren Zugehörigen.

Ich sehe die Vorbereitungskurse als Chance, sich in dieser Grundhaltung zu üben. Unerlässlich für mich ist dabei ein hohes Maß an Selbsterfahrung in den Vorbereitungskursen. Andere zu begleiten setzt voraus, sich selbst zu kennen. Hier spielt die Gruppe in den Vorbereitungskursen eine große Rolle. Unterschiedliche Menschen kommen zusammen, arbeiten miteinander und lernen sich darüber kennen, gerade auch in ihrer Verschiedenheit. Sie werden herausgefordert, anderen in der Gruppe Feedback zu geben, wie sie wahrgenommen werden und auch Feedback von den anderen zu erhalten, um reflektieren zu können, wie sie erlebt werden. Dies fördert und fordert die Selbst- und Fremdwahrnehmung. Eine Übung für Begleitungen: Wie nehme ich mich wahr, wie nehme ich mein Gegenüber wahr und wie kann ich das in die Beziehung angemessen einfließen lassen.

Für die Vermittlung einer offenen und wertschätzenden Haltung sind mir folgende Punkte wichtig:

1. Sich mit der eigenen Lebensgeschichte auseinandersetzen im Kontext von Sterben, Tod und Trauer

Wer sterbende Menschen begleitet bringt seine eigene Lebensgeschichte im Kontext von Sterben, Tod und Trauer mit. Nicht selten sind mir Teilnehmende in den Vorbereitungskursen begegnet, die selbst eine Erfahrung mit dem Verlust eines Menschen gemacht haben –manchmal wurde diese als tragend und tröstlich erlebt, manchmal auch als beschwerlich und verletzend. Daraus ist die Motivation entstanden, sterbende Menschen und deren Zugehörige zu begleiten, um positive Erfahrungen weiter zu geben oder negative Erfahrungen zu verhindern. Positive wie negative Erfahrungen gilt es zu reflektieren und für sich selbst zu verarbeiten, um sie nicht auf aktuelle Situationen im Hospizdienst zu übertragen. Eben nicht zu meinen: Was mir gut tat, wird auch der Andere als wohltuend empfinden.

Im Austausch der unterschiedlichen Lebensgeschichten in der Gruppe kann geübt werden, andere, unterschiedliche und vielleicht sogar fremde Lebenskonzepte anzuerkennen, sie nicht zu diskutieren, sondern sie stehen zu lassen, darauf emotional Resonanz zu geben und wert zu schätzen.

2. Eigene Kommunikations- und Beziehungsstrukturen kennenlernen und erweitern

Wie geht der Begleitende selbst in Kontakt und in Beziehung? Das gestalten wir Menschen jeden Tag ganz individuell. Die eigenen Beziehungsmuster mit Hilfe der Gruppe zu reflektieren und sich bewusst zu machen, um sich in Begleitungen seiner selbst bewusst zu sein, gilt es in der Gruppe zu üben. Mal ehrlich: Wann haben Sie im Alltag die Gelegenheit sich Ihrer selbst bewusst zu werden und wahrzunehmen wie Sie kommunizieren und Beziehungen gestalten? Ein Kurs bietet diese Chance.

In den Vorbereitungskursen sind diese Reflexionen nach meiner Wahrnehmung auch mit Aufregung verbunden. Gleichzeitig werden die Rückmeldungen aus der Gruppe auch als Bereicherung für die eigene Person erlebt.

Aktives Zuhören und einfühlsame Resonanzen sind auch eine Frage der Übung: Gesprächsprotokolle und Kommunikationsübungen sind hier hilfreich, ebenso Rollenspiele zu unterschiedlichen Gesprächssituationen. Meist sind die Rollenspiele erst nicht so beliebt, aber dann doch durch die Rückmeldungen aus der Gruppe sehr ertragreich. Nicht selten machen sie auch Spaß.

3. **Die eigenen Möglichkeiten und Grenzen in einer Begleitung kennenlernen und benennen können**

Durch die Reflexionen und Rückmeldungen können eigene Möglichkeiten in einer Begleitung kennengelernt werden. Diese eigenen Möglichkeiten zu entdecken ist für mich, als würden Schätze neu geborgen. Jede und jeder in den Vorbereitungskursen hat seine/ihre besonderen Gaben für eine Begleitung: geduldig zuhören können, aushalten können, mit angemessenem Humor dem anderen begegnen, Kreativität, wenn gewünscht, einfließen zu lassen, eine differenzierte Wahrnehmung, ein feines Gespür, die Begeisterungsfähigkeit für Interessen des Gegenübers, Stille aushalten, Ohnmacht ertragen, gern vorlesen und vieles mehr. Sich diese eigenen Gaben selbst bewusst zu machen und damit Selbstbewusstsein zu erlangen ist Ziel der Übungen im Vorbereitungskurs. Die Übungen dienen auch dazu, eigene Grenzen zu entdecken. Wo stößt man auf Grund der eigenen Persönlichkeit an Grenzen? Schweigen liegt einem nicht, das viele Sprechen ist zu viel, bestimmte Anliegen oder Probleme stellen eine Überforderung dar... Auch die Grenzen zu entdecken und zu benennen sind für Begleitende wesentlich, damit sie sich selbst nicht überfordern. Wichtig: die Anerkennung der eigenen Grenzen an der Grenze des Lebens!

4. **Anerkennung, dass der Stachel des Todes bleibt**

Begleitende investieren Zeit, Engagement und Motivation in ihre Tätigkeit, um bei sterbenden Menschen und ihren Zugehörigen zu sein. Meistens wird ihr Tun als hilfreich erlebt und dankbar angenommen.

Bei allem großen Bemühen und der vielfältigen Unterstützung der Betroffenen bleibt der Tod ein Stachel. Dem Tod sind wir alle ausgeliefert. Das kann

Ohnmacht und Hilflosigkeit auslösen, Schmerzen an Leib und Seele, die nicht therapiert, behoben oder besänftigt werden können. Der Abschied im Sterben kann schmerzhaft und verzweiflungsvoll und traurig sein. Der Tod kann stinken, quälende Symptome verursachen, manchmal ist das Sterben auch ekelig. Dies, alle Begleiterscheinungen anzuerkennen, nicht weg zu reden, sondern zu respektieren – darum geht es in Begleitungen. Gerade Ohnmacht und Hilflosigkeit können den Aktionismus, das Machen-wollen herausfordern. Doch zu viel Machen-wollen, zu viel helfen wollen, können sterbende Menschen und ihre Zugehörigen auch unter Druck setzen.

Deshalb geht es hier um Halten und Aushalten, dem Gegenüber eine emotionale Resonanz zu geben, um ihn spüren zu lassen, dass sein Schicksal berührt und bewegt. Es geht darum, Zeuge eines Schicksals zu sein und es wert zu schätzen. Es auflösen zu wollen oder vermeintlich auch zu teilen liegt nicht in der Macht der Begleitenden. In der Begleitung kann es bezeugt werden, kann mit ausgehalten werden, doch den Weg an geht der Betroffene individuell für sich. Der Begleitende bleibt Gegenüber und einfühlsamer Zeuge.

Wenn jeder und jede ihre eigene Erfahrung mit dem Verlust eines Menschen in die Vorbereitungskurse einbringen, machen die Teilnehmenden mit Hilfe der Gruppe eine eigene Entdeckung damit: Niemand kann in ihre Erfahrung eingreifen, sie verändern. Doch das Zuhören und Aushalten der anderen Gruppenmitglieder, die Resonanz der anderen auf ihr Glück, ihr Leid, ihren Schmerz wirkt wohltuend. Gerade die Resonanz der anderen wird oft als solidarisch, manchmal sogar als tröstlich erlebt. Selten sind es die Tipps, Ratschläge oder Handlungsanweisungen, die hier als hilfreich eingeschätzt werden. Dies ist eine Erfahrung – eine Selbsterfahrung – die weiterhin für die Haltung als Begleiter, als Begleiterin bereichernd sein kann.

Ich weise in diesem Zusammenhang auf einen weiteren Aspekt hin: Je härter der Stachel des Todes ist, desto größer kann die Versuchung eines Begleitenden sein, die Situation schöner, erträglicher oder sanfter machen zu wollen. Damit jedoch würden der sterbende Mensch und seine Zugehörigen nicht ernst genommen. Auf diese Weise würde der Begleitende sich damit lediglich sich selbst helfen

5. Die eigene Spiritualität erkennen

Ähnlich wie bei der Auseinandersetzung mit den individuellen Lebensgeschichten geht es auch um die Auseinandersetzung mit der eigenen Spiritualität, dem eigenen Glaubensweg. Sich bewusst zu machen, was jeder/jede für sich glaubt. Im Austausch in der Gruppe werden meist die unterschiedlichsten Glaubenswege und Ausrichtungen deutlich. Ich habe schon Buddhisten, Atheisten, Christen und Schamanen in den Kursen kennen gelernt. Sich auch in Bezug auf Glaubensfragen seiner selbst bewusst zu sein ist der erste Schritt für den Austausch in der Gruppe. Der zweite Schritt ist, den anderen mit seinem ganz anderen Glauben anzuerkennen wie er glaubt, nicht das eigene überstülpen zu wollen, sondern das Anderssein zu respektieren.

Der dritte Schritt ist mit dem anderen in einen Austausch über seinen Glauben zu kommen. Das heißt, offen für den Anderen zu sein, nachzufragen, wenn etwas unverständlich ist, und Resonanz zu geben, wenn der andere Sinn und Tragfähiges für sich im Leben und Sterben erlebt und erfahren hat.

6. „Fachleute des Alltäglichen"

Den Begriff „Fachleute des Alltäglichen"(Sterben, Tod und Trauer, Student, 2004, S.64 ff) hat Johann-Christoph Student geprägt und der Begriff steht für eine Haltung. Sterbende Menschen und ihre Zugehörigen begegnen auf ihrem Weg u. U. vielen Fachleuten: Ärzten, Pflegenden, Koordinatoren, Psychologen, Seelsorgern, Sozialarbeitern, Physiotherapeuten u. a. mehr. Sie alle haben eine Rolle, Aufgabe und Funktion. Die ehrenamtlichen Begleiter sind in diesem Kontext die Fachleute für das Alltägliche: Sie bringen von außen den Alltag in die Situation der Betroffenen, sie schauen, was sich jemand in seinem alltäglichen Tagesablauf wünscht und was er braucht. Sie schenken Zeit, wenn Zugehörige unterwegs sein müssen oder wollen. Sie tragen so zur Entlastung bei.

7. Theoriebildung

Zum Vorbereitungskurs und zur Entwicklung einer Haltung in der hospizlichen Arbeit gehört natürlich auch die Theoriebildung: Kommunikations-Modelle, Sterbeprozesse, Trauerprozesse, Übertragung, Projektion, Sinn von Schutzmechanismen wie Verdrängung, Widerstand und Verschiebung u.v.m. Damit diese äußerst hilfreichen Theorien später in Begleitungen wirklich zum Tragen kommen können, sollten sie meiner Meinung nach in Verbindung mit praktischen Übungen in den Kursen vermittelt werden. So kann das Wissen verinnerlicht werden und zu einer eigenen Haltung führen.

„Learning by doing" sehe ich hier als eine große Chance für die Fortbildung in den Kursen. Kursteilnehmende lernen beispielsweise ein Kommunikationsmodell kennen, das sie in einer praktischen Übung ausprobieren und sie bekommen ein Feedback. Anschließend gehen sie erneuet in eine Übung oder eben dann in die Praxis, um dann wieder über die gemeinsame Reflexion in der Gruppe an den Möglichkeiten der eigenen Kommunikation weiter arbeiten zu können.

8. Wo sind Hilfsmöglichkeiten zu finden?

Ehrenamtliche Mitarbeiterinnen und Mitarbeiter sind in der Hospizarbeit und in der Palliativversorgung Teil eines Teams. Die Zusammenarbeit mit den hauptamtlich Tätigen gehört zu dieser Tätigkeit genauso dazu wie die Zusammenarbeit untereinander. Die Arbeit in den Kursen dient der Förderung der Teamfähigkeit und auch dazu die Erfahrung machen zu können, als ehrenamtlich Tätiger nicht allein dazustehen. Der Austausch in der Gruppe dient der eigenen Vergewisserung, Bestärkung und Selbstsorge. Ebenso sind hauptamtliche Kolleginnen und Kollegen für die eigenen Belange ansprechbar. Das Ehrenamt hat ganz praktisch seine Aufgaben und seine Grenzen. Es ist gut zu wissen, wer ansprechbar ist, wenn es um pflegerische, sozialarbeiterische, seelsorgliche, rituelle Belange geht und diese Angebote dann auch in Anspruch zu nehmen.

9. Austausch und Entlastung

Durch das Erleben und den gemeinsamen Weg im Kurs werden Erfahrungen im Austausch und mit Reflexion in der Gruppe gemacht. . Ich halte Reflexionsmöglichkeit und Entlastung der Tätigen sind essentielle Grundpfeiler für diese differenzierte und eben manchmal auch belastende ehrenamtlichen Tätigkeit. Deshalb halte ich es für unabdingbar, dass die Reflexion der eigenen Arbeit respektive Person auch nach dem Vorbereitungskurs in Austauschrunden und Supervisionen fortgeführt wird. Der Satz aus der Hospizarbeit „Wer begleitet, wird begleitet" ist fundamental.

10. Eine eigene Haltung entwickeln

Die aufgezeigten Punkte eröffnen jedem Teilnehmenden eines Vorbereitungskurses die je eigene Haltung als Begleiterin und Begleiter zu entwickeln. Diese Haltung ist je nach Persönlichkeit, Gaben und Grenzen, Kompetenzen und Abneigungen individuell.

Was allgemein für mich zu dieser Haltung gehört hat Carl Rogers (Gesprächspsychotherapie) benannt und es lässt sich m. Es. auf Begleiterinnen und Begleiter im Hospizdienst übertragen: Empathie, Echtheit, Akzeptanz. Diese drei Begriffe fassen das eben ausgeführte noch einmal gut zusammen.

- *Empathie:* einfühlsames und aufmerksames Wahrnehmen der eigenen Person und des Gegenübers. Sich einfühlen in die Situation, Resonanz geben, ohne sich mit dem anderen zu verschmelzen. Gegenüber und Zeuge mit Herz sein.
- *Echtheit* (Kongruenz): Sich seiner selbst bewusst in eine Begleitung gehen, zu Gaben und Grenzen stehen können
- *Akzeptanz*: den Anderen akzeptieren, wie er ist. Ihn nicht verändern wollen in seinem So-Sein, seiner Lebens- und Glaubensgeschichte.

Bedingungen für die oben genannten Ausführungen sind:

Herausforderung an die Hauptamtlichen

Hauptamtlich Tätige in der Hospiz- und Palliativarbeit sind zu genau zu den Auseinandersetzungen mit sich selbst und dem Thema herausgefordert wie die ehrenamtlichen Mitarbeitenden. Auch für sie gilt, im Austausch mit anderen und in Supervisionen ihre Arbeit, ihren Umgang mit sterbenden Menschen sowie ihren Zugehörigen und ihre Arbeitsbeziehungen zu reflektieren.

Für Hauptamtliche kommt die Verantwortung für die Gestaltung der Arbeit mit Ehrenamtlichen dazu. Johann-Christoph Student benennt diese Verantwortung so: Dass Ehrenamtliche „... Rückmeldungen von den bezahlten Teammitgliedern erhalten, sich wertgeschätzt fühlen" und „... Entwicklungschancen durch Aus und Weiterbildung erhalten."

Wer in dieser Weise Wertschätzung erfährt, ist dann vielleicht auch in der Lage, Wertschätzung weiter zu geben.

Wichtig für die hauptamtlich Mitarbeitenden sind aus meiner Sicht drei Punkte, um die Entwicklung bei ehrenamtlichen Mitarbeiterinnen und Mitarbeitern zu fördern:

1. Auswahlgespräche

Sollte eine Bewerber*in unter besonderen eigenen Belastungen stehen, ist die Annahme zusätzlicher Anforderungen zu diesem Zeitpunkt nicht angebracht und würden eher zur Überforderung als zu einer bereichernden eigenen Entwicklung führen. Ein Vorbereitungskurs führt zum Ertrag für den Teilnehmenden, wenn er mit der gegenwärtigen Situation im Privatleben und Beruf vereinbar ist. Außerdem sollten die Erwartungen und die Motivation des Bewerbers thematisiert werden. Passen die Erwartungen und die Motivation zum Kursformat? Wenn nicht, könnte ein Kurs eher zu einer Enttäuschung als zu einer Bereicherung werden. Und gibt es beim Bewerber eine Bereitschaft zur Auseinandersetzung mit der eigenen Person und Motivation zur Interaktion in der Gruppe? Beides ist Vorraussetzung für die Art der Zusammenarbeit im Kurs und in der Gruppe.

2. Abschlussgespräche

Im Abschlussgespräch wird den Kursteilnehmenden noch einmal die Chance geboten, den eigenen Ertrag aus dem Kurs zu reflektieren. Außerdem erhalten sie eine wertschätzende Rückmeldung von den Kursleitenden. Erst jetzt wird vereinbart – und zwar von beiden Seiten – ob ehrenamtliche und hauptamtliche Mitarbeitende in Zukunft zusammen arbeiten werden.

3. Austauschrunden und Supervision

Um die Gruppe als Austausch- und Unterstützungsraum weiter erleben zu können, ist auch – neben der Bereitschaft der Ehrenamtlichen – die Organisation der Hauptamtlichen gefragt. Um Ehrenamtliche zu begleiten, sie zu fördern und ihre Arbeit zu schätzen braucht es die Austauschrunden zur Reflexion und persönlichen Begegnung. , Die Möglichkeit zur Supervision ist erforderlich, um sich die eigenen Gaben zu erhalten, die eigenen Kräfte zu stärken und eigene Grenzen zu beachten und zu wahren.

Fazit

Zur Haltung in der Begleitung sterbender Menschen und ihrer Zugehöriger gehören aus meiner Sicht Motivation, Anerkennung der eigenen Gaben und Grenzen, Gegenüber und einfühlsamer Zeuge sein, das Einfühlen ohne mit dem Gegenüber zu verschmelzen und Resonanzen zu geben. Um diese Haltung entwickeln zu können, braucht es Möglichkeiten zur Übung von differenzierter Selbst- und Fremdwahrnehmung, Übungen in Kommunikation und die Reflexion des eigenen Tun und Lassens. Mir geht es um eine anspruchsvolle Vorbereitung, die einen persönlichkeitsbildenden Charakter hat – eben für eine anspruchsvolle Tätigkeit.

Und immer wieder den Respekt, die Anerkennung und Wertschätzung dafür, dass es Menschen gibt, die gern und freiwillig ihre Zeit für diese wichtige Aufgabe schenken.

Hartmut Remmers

Darf man in der schön-wohlwollenden Hospiz-Umgebung unschön sterben?

Versuche einer vorläufigen Antwort

> „Über die zersplitterte Welt einen reinen Himmel spannen,
> der sie wieder zusammenhält."
> (Elias Canetti 1945)[1]

Vorbemerkung

Der Komponist Johannes Brahms ist bekannt für das dunkle Timbre vieler seiner Kompositionen, insbesondere seiner kammermusikalischen Werke. Unter diesen nehmen, neben der atmosphärischen Düsternis und Schwermut, die etwa seine Sonaten für Klarinette ausstrahlen, die zutiefst elegischen Gesangskompositionen einen besonderen Rang ein. Gemeint sind die ersten drei der im fortgeschrittenen Alter für tiefe Stimmlage und Klavier komponierten Vier ernste Gesänge – „ein künstlerisch-menschliches Vermächtnis"[2] – , unter denen der erste Gesang, eine Vertonung der ersten Strophe des Prediger Salomon, Kapitel 3, Verse 18 bis 22 in „düster-dämonischem d-Moll"[3], eine im Hinblick auf das Thema Sterben besondere Bedeutung und Aussagekraft besitzt. Der von Brahms herangezogene biblische Text lautet wie folgt:

---

[1] Canetti 2014, S. 43.
[2] Wagner 2001, S. 182.
[3] Ebd., S. 184.

„Denn es gehet dem Menschen wie dem Vieh,
wie dies stirbt, so stirbt er auch;
und haben alle einerlei Odem;
und der Mensch hat nichts mehr denn das Vieh:
denn es ist alles eitel, denn es ist alles eitel.
Es fährt alles an einen Ort;
es ist alles von Staub gemacht,
und wird wieder zu Staub."

Der alttestamentarische Text bringt die Nichtigkeit des Menschen zum Ausdruck, letzten Endes nichts mehr und nichts anderes zu sein als ein bloßes Exemplar der leidenden Kreatur. Angesichts seiner Endlichkeit unterscheidet sich der Mensch in keiner Weise von der ebenso zu akzentuierenden Fatalität tierischen Daseins, was Brahms in „beiden brutalen Schlussakkorden" symbolisch zum Ausdruck bringt.[4] Auch ihm ist das Leiden als Kreatur wesentlich, selbst wenn die Wahrnehmungs- und Verarbeitungsweise dieses Leidens eine differente sein kann.

Auf heutige Kontexte übertragen: alles organische Leben ist durch Endlichkeit gekennzeichnet. Das Bewusstsein dieser Endlichkeit kann als eine *Differentia specifica*, das heißt als ein charakteristisches Unterscheidungsmerkmal betrachtet werden. Das ändert aber nichts daran, dass das „Verenden" von seiner biologischen Seite her so oder so als etwas Qualvolles empfunden und erlebt wird. Als „viehisch" werden heute in einer drastischen Sprache jene Zustände charakterisiert, in denen empfindsame Wesen schutzlos biologischen Gesetzen des Zerfalls, der Dissoziation und damit verbundener Leidens-, insbesondere physischer und seelischer Schmerzzustände ausgeliefert sind.

Was uns indessen die alttestamentarische Weisheit zu vermitteln vermag ist dies: am Endpunkt des Lebens angelangt, schwindet die Differenz zwischen menschlichem und tierischem Dasein zusehends; wächst die Gemeinsamkeit eines kläglichen Daseins *sans phrase*, wobei die Einschränkung, dass durch Hervorbringung menschlicher Artefakte (zum Beispiel biochemischer, bio-

---

[4] Ebd.

physikalischer sowie technischer Produkte) sowohl die mentale Kläglichkeit menschlichen Daseins als auch die rein somatische Leidensdimension zumindest in unterschiedlichem Maße begrenzt werden kann.

Was uns die alttestamentarische Weisheit lehrt und woran sie uns erinnert, ist jene *conditio humana*, die uns durch lebensgeschichtlich erworbene Klugheit an die Zurücknahme von Allmachtsphantasien gemahnt, die uns im klagenden Gesang emotional auf ein Eingedenken der Natur in uns einstimmt; auf eine Daseinsverfassung menschlicher Verletzlichkeit, die sich in allen Lebensbereichen und allen Lebenssphären mehr oder weniger manifestiert und die sich selbst durch unleugbare medizinische Fortschritte (z.B. Schmerz- und Symptommanagement) nur begrenzt mildern lässt.[5] Verletzlichkeit aber lässt sich im menschlichen Dasein nicht allein im Zustand verringerter Abwehr bzw. Resilienz attestieren, vielleicht sogar in höherem Maße tierischem Dasein angesichts seiner größeren Schutzlosigkeit.

Gleichwohl sind wichtige Unterscheidungen erforderlich: Die Daseinsgestaltung und damit auch die Gestaltung der Endphase menschlichen Lebens weist potenziell einen sehr breiten Spielraum auf – allerdings in Abhängigkeit von technischen und administrativen (insbesondere sozialrechtlichen) Vorgaben. Die Gestaltungsfähigkeit der Endphase menschlichen Lebens ist aber besonders abhängig davon, inwieweit sich jener in der Urgeschichte des Menschen angelegte kulturelle Bruch mit bloßer (buchstäblich gewaltsamer) Natur in einem feinen sozialen Gewebe von Rücksichtnahmen, empathischen Fähigkeiten und vorausschauend fürsorglichem Verhalten manifestiert und praktisch zur Geltung zu bringen vermag.

Was möchte uns das Thema dieses Beitrages – unbewusst – sagen?

Es gibt ernst zu nehmende Hinweise dafür, dass sich in den letzten Jahrzehnten der gesellschaftliche Umgang mit Tatsachen des Sterbens und des Todes gewandelt hat. Allerdings bringen es bestimmte Strukturgesetzlichkeiten

---

[5] Dazu aus Sicht der psychologischen Gerontologie: Kruse 2017.

moderner Gesellschaften, die ihr innewohnenden Tendenzen, Anstößiges, Schambesetztes, Peinliches zu verschleiern, mit sich, dass weiterhin der Tod „ausgebürgert" bzw. „hinter die Kulissen des Gesellschaftslebens" verlegt wird (Aries 1996, 778; Elias 1982, 22). Die Rede von einer „neuen Sterbekultur" hat daher eher appellativen Charakter, verdankt sich eher negativen Erfahrungen mit einem auf permanente Verschiebung von Grenzen ausgerichteten modernen Medizinsystem (de Ridder 2010). Ein verändertes gesellschaftliches Verhältnis gegenüber dem Tode würde Möglichkeiten einer Individuierung menschlicher Todeserfahrungen voraussetzen, die allerdings kaum gegeben sind. Vielmehr verhält es sich so, dass trotz eines stärkeren Bewusstseins für Bedürfnisse und Leiden sterbender Menschen die existenziellen Ereignisse von Sterben und Tod gesellschaftlich subtil tabuisiert werden. Dies hängt damit zusammen, wie Nassehi & Weber (1989) zeigen, dass moderne Gesellschaften durch funktionale Spezifizierung dem Individuum zur Bewältigung des Todes ein rein funktionsspezifisches Kommunikationsangebot präsentieren. „Die menschliche Sinnintegration bleibt davon gänzlich abgekoppelt" (Nassehi & Weber, 1989, S. 274). Dies ist der Grund, warum Individuen auf eine Kommunikation über den Tod, der letztlich nicht verstanden werden kann, weiterhin angewiesen sind. Denn einzig auf diesem Wege wechselseitiger Deutungsversuche lässt sich Sicherheit stiften, die durch funktionale Integration des Todes als ein Modus struktureller Verdrängung nicht hergestellt werden kann. Gespräche über den Tod werden für Nassehi gerade deshalb notwendig, weil dieser an sich der Erfahrung nicht zugänglich ist, weil er nicht verstanden werden kann, gleichzeitig aber vor dem Hintergrund eines nicht zu verkennenden Deutungsbedarfs Sicherheit hergestellt werden muss.[6] Gleichwohl könne diese Sicherheit, wie Schaeffer (2008, S. 87) ausführt, nicht mehr sein als „Simulation von Erfahrung, mit der sich keine Erfahrung machen lässt". Aus der Segmentierung moderner Gesellschaften und dem Fehlen integrativer symbolischer Sinnwelten, der sozialen Verdrängung des Todes auf einer gesamtgesellschaftlichen Ebene, folgt nach Nassehi (2004), dass Sterben und Tod in alltagsweltlicher systemspezifischer Kommunikation zum Teil gerade nicht verdrängt werden.

---

[6] Vgl. Remmers & Kruse 2014.

Freilich gleichen jene den Individuen nur mehr mögliche Kommunikationsstile eher einer bloßen „Geschwätzigkeit des Todes" (Nassehi, 2004). Durch bewusste Auseinandersetzung mit der eigenen Endlichkeit werden zwangsläufig Fragen der Sinnhaftigkeit des eigenen Lebens gestellt. Damit assoziiert sind einerseits Ängste, das eigene Leben möglicherweise qualvoll beenden zu müssen, andererseits Wünsche, einen „schönen" Tod zu haben. Für einen guten Tod bzw. für gutes Sterben halten moderne Gesellschaften verschiedenartige Normierungen bereit. Dazu gehören im Kontext religiöser Traditionen der „heilige oder spirituelle Tod", der medizinisch gesteuerte, schmerzkontrollierte Tod und der natürliche, gegenüber ärztlichen Behandlungen bewusst abstinente Tod (Feldmann 2004, S. 180, unter Bezugnahme auf Bradbury 1999). Eine absolut negative Bewertung des Todes richtet sich auf zwei mit großen Ängsten assoziierte Formen des Sterbens: das sind körperlicher und mentaler Kontrollverlust. Gesellschaftliche Normierungen eines guten Todes sind verbunden mit Vorstellungen eines sich abrundenden und darin vollendeten Lebens mit teils bewusster Abtretung von Rollen und Positionen an Nachfolgende und deren ökonomische und soziale Schonung. Bei kontinuierlich wachsender Lebenserwartung mit sich einstellenden sozialen und vor allem gesundheitlichen Verlusten und Multimorbidität drängen sich normierende Vorstellungen eines zu späten Sterbens auf (Feldmann 2004, S. 181f.).

Die in den letzten Jahrzehnten zunehmend Einfluss gewinnende und in vielerlei Hinsicht erfolgreiche Hospizbewegung ist zum einen als Reaktion auf immer offensichtlicher werdende Mängel des Umgangs mit sterbenden Menschen zu betrachten und von dem Wunsch geleitet, ein würdiges Sterben zu ermöglichen. Erfolge lassen sich quantitativ daran ablesen, dass in manchen Regionen eine ausreichende Zahl an Hospizen erzielt werden konnte. In Verbindung damit konnte auch die palliative Versorgung im ambulanten und stationären Bereich verbessert werden.

Es darf aber nicht übersehen werden, dass vor allem über die Hospize ein Tabu gelegt worden ist, was mit ihren überwiegend kirchlichen Trägerschaften zusammenzuhängen scheint. Das karitative Selbstverständnis der Einrichtungen hat eine normierende Wirkung in der Weise entfaltet, dass der alle Akteure zusammenschweißende Kern (*first mission*), Menschen in ihrer letzten Lebensphase nur Gutes tun zu wollen, eine Tendenz der Abschirmung erzeugt hat. Die ursprüngliche Bedeutung eines Pallium (Mantels) scheint mir dabei missverstanden zu werden, und zwar in zweierlei Hinsicht: als Abschirmung von Sterbenden, die keineswegs immer abgeschirmt werden möchten; als Selbstabschirmung beruflicher Akteure im Sinne der Immunisierung gegenüber kritischer Beobachtung von außen, welche das eigene, möglicherweise fragile Selbstverständnis ins Wanken bringen könnte (vgl. Wendelstein, Garthaus, Heller, Marquard, Paulikat, Remmers & Kruse 2016). Dass etwas „gut gemeint" ist, impliziert keineswegs, dass es auch „gut gemacht" wird – was der Titel dieser Tagung leicht ironisch signalisiert.

Ironie, das lehrt uns die Geschichte der Philosophie (bspw. Sokrates) und Literatur (bspw. Heinrich Heine, Thomas Mann), ist eine subtile Form der Enttäuschungsverarbeitung mit wohltuenden mentalen Distanzierungs- sowie emotionalen Dämpfungseffekten. So verstehe ich auch das mir gestellte Thema. Was es insbesondere zu dämpfen gilt, sind die teils religiös überwölbten, bisweilen bis ins Charismatische reichenden Ansprüche von Akteuren der Hospiz- und Palliativversorgung, deren Leistungen indessen nicht geschmälert werden dürfen. Auch sollte nicht unerwähnt bleiben, dass empirischen Studien von Dunn et al. (2005) zufolge Pflegefachkräfte mit religiösen Bindungen, transpersonalem Vertrauen, aber auch mit längerer Berufserfahrung weniger angstinduzierten Stress erleben und ein geringeres emotionales Erschöpfungs- und Burnout-Risiko haben. Werden Palliative Care-Philosophien institutionell „gelebt", führt das nicht nur zu höherer Motivation, sondern wirkt sich auch auf das persönliche Bewältigungsverhalten von Mitarbeitern und Mitarbeiterinnen positiv aus (Plante & Bouchard 1995). Im Vergleich mit Palliativstationen wirken sich nicht nur die Arbeitsbedingungen, sondern auch die im Hospiz-Bereich häufiger anzutreffenden, religiös gefärbten Haltungen günstiger auf das Bewältigungsverhalten der Mitarbeiter aus (Schröder et al. 2003). Indessen fehlen Längsschnittstudien, welche die Persistenz dieser im Querschnitt gemessenen Effekte untersuchen und möglicherweise bestätigen.

Dagegen sei an grundlegende Einsichten bspw. Max Webers (1976, S, 140ff.) in charismatische Phänomene gesellschaftlichen Lebens erinnert. Psychologisch betrachtet stellt Charisma eine gleichsam in einer außeralltäglichen Gnadengabe verankerte Ressource dar, die indessen wenig Stabilität besitzt und rasch versiegen kann. Sie wird daher, etwa durch dauerndes Training, insbesondere den Aufbau kognitiv-emotionaler Resilienz, in ein ganz säkulares Motiv verwandelt werden müssen. Darauf wird später zurückzukommen sein.

„Schönes Sterben": Kann dem Tod der Schrecken genommen werden?

Meine These lautet, dass immer dann, wenn eine „schön-wohlwollende Hospiz-Umgebung" deklamiert wird, ein ironisch inspirierter Impuls der Dämpfung, der Entmystifizierung, gleichsam auf dem Fuße folgt. Das „Schöne" mag ästhetisch verstanden werden als ein sinnlich erzeugtes Wohlgefallen. Es kann aber auch moralisch verstanden werden als Manifestation jenes guten Willens, durch welchen in den Augen Kants (*Grundlegung zur Metaphysik der Sitten*, 1. Abschnitt) alles sittlich erwünschte Handeln gerechtfertigt ist. Folgt man der transzendentalphilosophischen Begründung Kants, so muss das „Schön-Wohlwollende" als ein Widerspruch in sich zurückgewiesen werden. Mit diesen philosophischen Fragen müssen wir uns aber hier nicht weiter befassen. Erhellend sind vielmehr realhistorische Kontrastierungen eines „schönen Sterbens" mit Tatsachen des Todes in modernen Massengesellschaften und der durch sie institutionalisierten Formen des Sterbens.

In seinen „Aufzeichnungen des Malte Laurids Brigge" hat Rainer Maria Rilke vor mehr als einem Jahrhundert mit wenigen Strichen ein Sittengemälde der Erfahrung des Todes Anfang des 20. Jahrhunderts gezeichnet. Dort heißt es: „Jetzt wird in 559 Betten gestorben. Natürlich fabrikmäßig. (...) Wer gibt heute noch etwas für einen gut ausgearbeiteten Tod? Niemand."

Was könnte mit diesem „gut ausgearbeiteten Tod" gemeint sein? Ein für alle Fälle sorgsam vorbereiteter und dadurch schöner, von allem Hässlichen, allem Schreckenerregenden befreiter Tod? Und Rilke führt weiter aus: „Sogar die Reichen, die es sich doch leisten könnten, ausführlich zu sterben, fangen an, nachlässig und gleichgültig zu werden; der Wunsch einen eigenen Tod zu haben, wird immer seltener. Eine Weile noch, und er wird eben so selten sein wie ein eigenes Leben." (Rilke 1966:713f.).

Gewiss reproduziert Rilke damit einen um die Jahrhundertwende weit verbreiteten Topos der Kulturkritik: die Klage über eine mit der gesellschaftlichen Moderne einhergehende Deindividualisierung oder Entpersönlichung. Gleichwohl schwingt in dieser Klage eine Einsicht mit, die für eine Soziologie des Todes nicht unerheblich sein dürfte: die unter bestimmten gesellschaftlichen Bedingungen möglichen Lebensformen haben prägenden Einfluss auch auf die Art und Weise, wie dieses Leben endet bzw. beendet wird. Insofern dürfte auch das in dem bereits zitierten Vers aus dem Buch der Prediger, das ich als eine Sammlung jüdischer-theologischer Lebensweisheiten betrachten möchte, zum Ausdruck gebrachte, uns erschauernde factum brutum relational verstanden werden. Als „viehisch" lassen sich Leben und Sterben des Menschen einzig unter der Prämisse mangelnder Bewusstheit endlichen Daseins qualifizieren. Als relational entkräftet werden kann dieses vermeintliche factum brutum freilich im Bewusstsein einer ganz wesentlichen differentia specifica: Der Gestaltungsoffenheit menschlicher Lebensformen und – so vermessen das klingen mag – vielleicht sogar menschlicher Leidensweisen.

Von daher versteht es sich von selbst, jene in jeder Hinsicht bestürzenden Erfahrungen der Endlichkeit des Lebens sowie der Endgültigkeit des Todes nicht zu verherrlichen. Es geht vielmehr darum, sich den mit der Erfahrung des Todes verbundenen Schrecken als etwas zutiefst Menschliches bewusst zu machen und – das ist die hier vertretene These – sich nicht der Illusion hinzugeben, als ließe sich dieser Schrecken in einer schön-wohlwollenden Hospiz-Umgebung beseitigen. Dagegen sprechen Erfahrungen der in diesem Bereich tätigen Akteure, für welche aber eine sich individuell stets aufs Neue stellende Frage hoch bedeutsam ist: wie nämlich mit dem Schrecken, vor allem aber mit den ihrer Vergänglichkeit innewerdenden Personen umzugehen sei. Mit dieser Frage werde ich mich am Schluss dieses Beitrages vor dem Hintergrund eigener empirischer Studien befassen.

Einstweilen soll einer anderen Frage nachgegangen werden; der Frage, ob wir gesellschaftlich ein gutes Stück auf dem Weg zu einem „gut ausgearbeiteten Tod" (Rilke) vorangekommen sind. Was aber ist ein guter Tod? Was soll überhaupt gutes, persönliches, menschenwürdiges Sterben heißen? Die hier vertretene Auffassung lautet, dass sich diese Fragen letztlich nicht positiv, vor allem nicht in Form generalisierter Aussagen, werden beantworten lassen. Dann dagegen sprechen zumindest zwei Gründe: das ethische Prinzip der Individualisierung, der situativen Beurteilung der Lage eines Menschen möglichst auch in der Sprache dieses Menschen; ferner das Prinzip eines kontrafaktischen Geltungsanspruchs persönlicher Präferenzen (des Guten) und damit zusammenhängende und zu achtende Willensentscheidungen.

Besänftigende Deklamationen: Die „Charta" und ihre Leitsätze

Die internationale Geburtsstunde von Palliative Care mit Gründung des St. Christopher Hospice in London durch Cicely Saunders liegt ein halbes Jahrhundert zurück. 1986 wird zum ersten Male ein Hospiz in Deutschland vermerkt. Gegenwärtig gibt es 240 stationäre Hospize und ca. 326 Teams der Spezialisierten ambulanten Palliativversorgung in Deutschland (Deutscher Hospiz- und Palliativverband 2018). An organisatorischen Konzepten der allgemeinen ambulanten Palliativversorgung und ihrer Implementierung wird momentan gearbeitet. All das darf als ein großer Fortschritt gelten – wobei damit die kulturkritische Bilanz Rainer Maria Rilkes vor etwa 100 Jahren noch nicht vollends widerlegt ist. Zweifellos steht die Hospiz- und Palliativversorgung vor weiteren, vor allem qualitativen Herausforderungen angesichts neuer epidemiologischer Trends chronifizierter Krankheitsleiden, insbesondere assoziiert mit wachsender Multimorbidität im Alter und ebenso einer altersassoziierten Zunahme demenzieller Erkrankungen bei weiterhin steigender durchschnittlicher Lebenserwartung. Verschärfend kommt hinzu, dass die professionelle ambulante Versorgung und Unterstützung schwerstleidender Menschen in ihrer häuslichen, familialen Lebenswelt aufgrund sozialstruktureller Veränderungen zukünftig unwahrscheinlicher werden wird bei wachsender Mobilität von Privathaushalten (Angehörige, Kinder) und bei Zunahme beruflicher Tätigkeit von Frauen als immer noch größte pflegerische ‚Reserve'.

Diesen wissenschaftlich inzwischen gut untersuchten Trends ist gesundheitspolitisch bislang wenig entsprochen worden (Ehrentraut, Hackmann, Krämer & Schmutz 2015; Pohl 2011). Und es ist ebenso befremdlich, wie wenig darauf in der für die Hospiz- und Palliativversorgung sich zuständig fühlenden Scientific Community empirisch-analytisch Bezug genommen wird. Stattdessen entsteht das Bild einer sich stark mit ihrem fachlichen Aufbau befassenden und offenbar immer noch um interdisziplinäre Anerkennung im Reigen der technischen Hochleistungsmedizin ringenden Palliativmedizin (de Ridder 2010). Ein Zeugnis dieses Zustands ist die vor wenigen Jahren verabschiedete, zweifellos wichtige „Charta zur Betreuung schwerstkranker und sterbender Menschen in Deutschland" (Deutsche Gesellschaft für Palliativmedizin u.a. 2010), die jedoch eher deklamatorischen Charakter hat, als dass sie zu analytisch gehaltvollen und in dieser Weise zu gut begründeten konzeptionellen Schlussfolgerungen im Sinne einer wissenschaftlichen und politischen Agenda käme. Wir werden das an einigen wenigen Beispielen demonstrieren.

Ein Leitsatz (Nr. 1) der Charta lautet wie folgt:

> „Jeder Mensch hat ein Recht auf ein Sterben unter würdigen Bedingungen. Er muss darauf vertrauen können, dass er in seiner letzten Lebensphase mit seinen Vorstellungen, Wünschen und Werten respektiert wird und dass Entscheidungen unter Achtung seines Willens getroffen werden. (...) Einen entscheidenden Einfluss haben gesellschaftliche Wertvorstellungen und soziale Gegebenheiten, die sich auch in juristischen Regelungen widerspiegeln."

Mit den beiden ersten Sätzen werden Selbstverständlichkeiten im Sinne medizin- und pflegeethischer Grundprinzipien formuliert, die zudem durch fundamentale Menschenrechte flankiert sind und deren Befolgung letztlich einklagbar ist. Dass Entscheidungen „unter Achtung" des Willens Betroffener zu treffen sind, ist eine Formulierung, die dem rechtlichen Grundsatz der Zustimmungspflichtigkeit sämtlicher ärztlicher oder pflegerischer Eingriffe und Handlungen zu wenig Ausdruck verleiht. Des Weiteren lässt der letzte Satz eine differenzierte und zudem kritische Betrachtung verschiedener Einflussfaktoren vermissen. Die Aussagen werden dem gesellschaftlichen Wertepluralismus mit teilweise schwer vereinbaren Wertekonzepten und Lebensstilen sich ausweitenden sozialen Zerklüftungen in keiner Weise gerecht. Es werden vielmehr auch Ableitungen im Sinne der Rechtsentwicklung des Gemeinwesens vorgenommen, die in dieser Vagheit nicht nur unsinnig sind. Sie bedürfen vielmehr auch einer Korrektur insofern, als dass gesellschaftliche Veränderungen auf der Ebene subjektiver Überzeugungen sowie materieller Lebensbedingungen keineswegs ungebrochen im Rechtssystem ihren Niederschlag finden. Dagegen zeichnet sich die Rechtsentwicklung insbesondere durch Präzisierung verallgemeinerungsfähiger Normenbestände in einem Interferenzzusammenhang mit demokratischen Willensbildungsprozessen aus.

Eine weiterer Leitsatz (Nr. 2) lautet:

„Jeder schwerstkranke und sterbende Mensch hat ein Recht auf eine angemessene, qualifizierte und bei Bedarf multiprofessionelle Behandlung und Begleitung. Um diesem gerecht zu werden, müssen die in der Palliativversorgung Tätigen die Möglichkeit haben, sich weiter zu qualifizieren, um so über das erforderliche Fachwissen, notwendige Fähigkeiten und Fertigkeiten sowie eine reflektierte Haltung zu verfügen. Für diese Haltung bedarf es der Bereitschaft, sich mit der eigenen Sterblichkeit sowie mit spirituellen und ethischen Fragen auseinanderzusetzen." (Deutsche Gesellschaft für Palliativmedizin u.a. 2010).

Auch hier werden mit dem ersten Satz bloße Trivialitäten formuliert, insofern die Lage rechtlich bewehrter Behandlungs- und Versorgungsansprüche bereits durch § 70 SGB V geregelt ist. Sachlich ist überdies die Beschreibung deswegen fehlerhaft, weil in jede Behandlung eines schwerstkranken und sterbenden Menschen naturgemäß, und nicht nur bei Bedarf, mehrere Professionen einbezogen sind. Als ‚lau' sind sodann die Formulierungen des zweiten Satzes zu bewerten, weil es keineswegs nur um Möglichkeiten der Weiterbildung geht, sondern, wie in anderen Ländern mit fortgeschrittenen berufsrechtlichen Regelungen, um Verpflichtungen kontinuierlicher Weiterbildungen als Voraussetzung, beruflich tätig werden bzw. bleiben zu können. Schließlich findet sich der Hinweis auf eine „Haltung", die das Selbstverständnis der in der Hospiz- und Palliativversorgung Tätigen besonders auszeichnen soll, ohne diese „Haltung" – wie auch die notwendigen Fähigkeiten und Fertigkeiten – klar zu umreißen und inhaltlich zu präzisieren. „Haltung" fungiert dabei gewissermaßen als das

Proprium eines Handlungsbereichs, dem ich bereits ein latent charismatisches Selbstverständnis meine attestieren zu können. Wer würde nicht eine solche „reflektierte Haltung" auch in anderen Bereichen der gesundheitlichen Versorgung als selbstverständliche Voraussetzung humanen Wirkens erwarten? Und wer unter den im Gesundheits- und Sozialwesen Tätigen sollte sich nicht mit der Tatsache eigener Sterblichkeit auseinandergesetzt haben? Überdies bildet die Behandlung „ethischer Fragen" längst einen unverrückbaren curricularen Bestandteil gesundheitsberuflicher bzw. ärztlicher Grundausbildung.

Ich habe mich in der Auseinandersetzung zunächst auf zwei exemplarische Leitsätze der Charta beschränkt. Diese werden in der Langfassung durch erläuternde Kommentare ergänzt. An der Dürftigkeit der Aussagekraft dieser Proklamationen ändern jedoch auch sie nichts. So heißt es in den Erläuterungen zu qualifikatorischen Anforderungen der Aus-, Weiter- und Fortbildung (Leitsatz 3):

> „Die übergeordneten Lernziele in den Curricula der verschiedenen Professionen sind weitgehend identisch: Erwerb von Kenntnissen, Erfahrungen und Fertigkeiten in der Gesprächsführung mit Schwerstkranken, Sterbenden und deren Angehörigen sowie deren Beratung und Unterstützung, die Indikationsstellung für kurative und palliative Maßnahmen, Schmerz- und Symptombehandlung, psychosoziale Begleitung schwerstkranker und sterbender Patientinnen und Patienten, Arbeit im multiprofessionellen Team, Integration existentieller und spiritueller Aspekte, Auseinandersetzung und Umgang mit Sterben, Tod und Trauer sowie deren kulturellen Dimensionen, ethische und rechtliche Fragestellungen, Wahrnehmung und Prophylaxe von Überlastungssyndromen."

Jede Studentin und jeder Student der Pädagogik und Didaktik würde sich angesichts dieser floskelhaften Ausführungen die Haare raufen. Die Lernzielbeschreibung gleicht einem Bauchladen begrifflich undifferenzierter Angebote. Gegen den Erwerb von Kenntnissen und Fertigkeiten mag man ja prinzipiell nichts einzuwenden haben, aber wie sich ein „Erwerb von Erfahrungen" vollziehen soll, erscheint mir nicht allein als ein sprachlicher Missgriff. Dahinter verbirgt sich vielmehr eine Unkenntnis dessen, was in der Expertisenforschung als erfahrungsbasierter sowie erfahrungskritischer Aufbau einer ‚internen

Evidenz' traktiert wird (Herbig & Büssing 2003; im Anschluss u.a. an Polanyi 1966). Weder eine beruflich selbstreflektierte noch eine wissenschaftlich informierte Fachöffentlichkeit wird mit Ausführungen angesprochen werden können, die kaum mehr als über die Aussagekraft von Gemeinplätzen hinausreichen.

Welches sind die für die Hospiz- und Palliativarbeit substantiellen Fähigkeiten? – Präzisierungsbedarf

Alles in Allem handelt es sich bei der Charta um das, was Juristen Verfassungslyrik nennen. Gemeint sind damit hehre Ziele, die deklamatorischen Charakter haben. Man trägt sie gerne wie eine Monstranz vor sich her. Ihre praktische Umsetzung aber setzt eine differenzierte Begrifflichkeit und Analyse voraus. Was heißt denn zum Beispiel qualifizierte Begleitung? Gewiss, sie setzt Fähigkeiten und eine reflektierte Haltung voraus. Wodurch zeichnen sich aber diese Fähigkeiten und diese Haltungen *in concreto* aus? Wie können sie erworben werden? Wie soll ein dafür gut ausgearbeitetes Training aussehen? Welches sind die spezifischen Anforderungen, die sich aus dem praktischen Umgang mit schwerstleidenden Menschen ergeben? Und wie definieren wir darauf bezogene Fähigkeiten; also Fähigkeiten, die zur Lösung verschiedenster, zumeist existenzieller Probleme und Konflikte geeignet sind? All das sind in meinen Augen zentrale Anforderungen. Die Charta aber bewegt sich normativ ebenso wie deskriptiv im Ungefähren.[7] Der Abstraktheit wegen können ihre Aussagen schlicht nicht bezweifelt werden, ohne sich dabei ins Abseits zu stellen. Vielleicht kann mit einer ‚Charta' der Menschenrechte im Ausgang des Lebens auch nicht mehr beansprucht werden. Dennoch bedarf sie der

---

[7] Als wesentlich präziser, da in höherem Maße problemorientiert, erscheinen mir die normativen Begründungen medizinisch-ethischer Richtlinien und ihre empirischen Erläuterungen im Kontext von ‚Palliative Care', wie sie von der Schweizerischen Akademie der Medizinischen Wissenschaften (2009) publiziert worden sind. Leider wird auch in dieser Verlautbarung dem interprofessionellen Konzept von Palliative Care zu wenig Rechnung getragen.

Präzisierung in Ausführungen dazu, mit welchen großen und kleinen Herausforderungen professionelle Akteure wiederkehrend konfrontiert sind und welche praktischen Anstrengungen im Bereich der Bildung, der Schulung und des Trainings sowie im Bereich der Organisationsentwicklung erforderlich sind und wie sie umgesetzt werden können bzw. sollen.

Zu präzisieren sind vor allem die analytischen Prämissen der Charta. Dazu gehört primär die Anerkennung sehr trivialer Tatsachen, die sich so umschreiben lassen: Wer dem Leben nicht vordringlich mehr Tage schenken will, sondern den letzten Tagen mehr Leben, der möge sich der Tatsache nicht verschließen, dass das Leben nicht nur bunt ist, sondern in seiner „Normalität", seiner „Alltäglichkeit" sehr oft durch physische und seelische Abgründe, Krisen und Konflikte geprägt ist. Charakteristika des durchschnittlichen Alltagslebens verflüchtigen sich nicht beim Eintritt in ein Hospiz oder in eine Palliativstation. Palliativpatienten sind keine durch die Schwere ihrer Erkrankung, durch zunehmende Bewusstheit endlichen Lebens vollends gewandelte Patienten. Dies gilt auch für Phänomene eines sogenannten *personal growth*, womit Wachstums- und Reifungseffekte jener Menschen bezeichnet werden, welche bspw. eine onkologische Erkrankung erlitten und durchlebt haben. Martina Holtgräwe (2011) etwa hat diese Phänomene persönlichen Wachstums in einer Längsschnittstudie mit Brustkrebspatientinnen aufzeigen können. Es kann aber nicht davon gesprochen werden, dass diese Menschen gewissermaßen ihre Identität wechseln, sondern dass sie neue Persönlichkeitsmerkmale entwickeln. Sie schleppen stets auch etwas mit, was sich im Bewusstsein unwiderruflicher Endlichkeit ihres – und auch unseres – Lebens mitunter konvulsivisch entlädt. Hier darf nichts schön gezeichnet werden. Im Gegenteil: es ist der Tatsache ins Auge zu schauen, dass angesichts der immer stärker sich aufdrängenden zeitlichen Begrenztheit persönlichen Lebens das sogenannte „Unabgegoltene" (Ernst Bloch), die nicht erfüllten Wünsche und Hoffnungen, aber auch die angstbesetzten Erfahrungen des Lebens, die nicht gelösten Konflikte sich irgendwie, mitunter sogar in erschütternder Weise, Ausdruck verschaffen.

Wider eine harmonistisch angekränkelte Palliativ-Philosophie

Ein in meinen Augen bislang nicht zufriedenstellend gelöstes Problem besteht darin, in welcher Weise, das heißt optisch, grafisch und inhaltlich-sprachlich Hospiz- und palliative Einrichtungen sich der Öffentlichkeit präsentieren und ihre Leistungen anbieten sollen. Auch in diesem Segment der Gesundheitsversorgung wird bei annähernder Sättigung des Bedarfs[8] ein Markt konkurrierender Angebote entstehen. Daraus ergibt sich die Gefahr, Tatsachen um einer optimalen Auslastung willen zu schönen, Wirklichkeiten zu verzerren, ein möglicherweise viel zu harmonistisches Bild nicht allein der Einrichtung und ihrer Versorgungsphilosophie, sondern auch der tatsächlichen Lage und des Versorgungs- und Hilfebedarfs ihrer ‚Klientel' zu zeichnen. Schon jetzt stellen sich Hospize und Palliativeinrichtungen mit zahllosen Flyern und Broschüren dar, deren Informationsgehalt nicht nur dürftig ist, sondern von dem sich Menschen mit differenziert verarbeiteten Erfahrungen gar nicht angesprochen fühlen.[9]

Selbst bei einer äußerlich relativ robust erscheinenden Wesensart haben Menschen ein sehr feines Gespür dafür, was Schein ist, zu Werbezwecken oberflächlich poliert, mit einem harmonistischen Schleier übertüncht wird. Freilich stellt sich gemäß des Prinzips der Fürsorge die Frage der Ausgewogenheit, mithin die Frage, inwieweit es angemessen ist, Menschen in großer und größter Not mit einer gewiss vorsichtigen Beschreibung möglicher Schwierigkeiten, die zum Alltag der hospizlichen und palliativen Versorgung gehören, zu begegnen, dabei aber in ebenso sublimer Weise die vorhandenen Kompetenzen eines Teams zur Lösung dieser Schwierigkeiten aufzuzeigen. Spätestens dieses Verhältnis von möglicherweise auftretenden Problemen und ihren Lösungen

---

[8] Die Deutsche Gesellschaft für Palliativmedizin geht von einem Bedarf an Palliativ- und Hospizbetten in der Größenordnung von 80-100 pro 1 Million Einwohner für Deutschland aus. „Sie macht keine exakten Angaben, wie sich diese Betten auf Hospize und Palliativstationen verteilen sollten, sondern geht von jeweils 40 bis 50 Betten pro Einrichtungsart aus." (Jansky, Nauck & Jaspers [2017] mit Verweis auf Melching [2015]).

[9] Vgl. bspw. die Auftritte des Ev. Hospiz Frankfurt a.M.: https://www.hospiz-ffm.de/wissenswertes; sowie des Caritas Hospiz Pankow: http://www.caritas-hospiz-pankow.de/angebote/. (beide Abruf 19.08.2018)

muss in persönlichen Informations- und Beratungsgesprächen um der Ehrlichkeit willen thematisiert werden. Ehrlichkeit und Transparenz werden gerade in diesem schwierigen Terrain prämiert. Gleichzeitig wird in einer Verbindung medialer Analysen von Internet-Auftritten und Broschüren zahlreicher Palliativeinrichtungen und Hospizdienste und wissenschaftlicher Aufklärung darauf hinzuwirken sein, dass auf nur mehr floskelhafte Dienstleistungsangebote verzichtet wird. Der Anpreisung von „Unterstützung bei psychologischen, sozialen, religiösen und spirituellen Problemen" eignet nicht nur etwas Banales. Entwertet wird damit nicht allein der professionelle Ansatz einer auf jeweils individuelle, in zumeist komplexe lebensgeschichtliche Kontexte eingelassene Problemlagen ausgerichteten fallanalytischen Arbeit; bereits auf sprachlichem Niveau werden damit die wirklichen, die beängstigenden Probleme bagatellisiert und zum Verschwinden gebracht. Kaum anders als prätentiös, weil jeglichen Bewusstseins kritischer Selbstbescheidung beraubt, lässt sich wiederum ein Angebot bewerten, das den Anspruch auf „Erhalt oder Wiederherstellung eines schmerz- und symptomfreien Lebens" erhebt. Ahnungslos richten sich die Autoren selbst, weil die von ihnen beschworene Schmerz- und Symptomfreiheit eigentlich ein Charakteristikum lebloser Zustände ist.

Als Quintessens legt sich zunächst das Programm einer ‚sprachpolitischen' Aufklärung in kritischer Absicht nahe.[10] Ebenso dringlich, weil damit verflochten, erscheint des Weiteren die Anerkennung von Lebenstatsachen zu sein, die allenthalben konfliktträchtig sind. Gesellschaftliches Leben auch im Kontext vielfältiger, von ideologischen Schlacken gereinigter Gemeinschaftsbildungen ist niemals frei von Widersprüchlichkeiten, die sich auf verschiedenen Bedürfnis- und Interessensniveaus äußern. Auch an den Toren eines Hospizes oder einer Palliativeinrichtung macht das Leben in seiner gesellschaftlichen Wirklichkeit und Konflikthaftigkeit keinen Halt. Je bewusster allen wie auch immer betroffenen Personen wird, dass Lebenszeit ein kostbares Gut ist, dass sich zeitliche Spielräume unwiderruflich verringern, in denen wichtige Anliegen

---

[10] Wir bereiten in der Abteilung Pflegewissenschaft an der Universität Osnabrück eine Untersuchung vor, die der Analyse und Aufklärung sachunangemessener Broschüren und Internet-Auftritte dienen soll.

verwirklicht, ungeklärte Fragen beantwortet und letzte Entscheidungen getroffen werden sollen, umso gewichtiger erscheint die Bereitschaft, Unbequemes zuzulassen, Ambivalenzen zu ertragen, um in dieser Weise des „Durcharbeitens" ein vorrangig für die unmittelbar betroffene Person, möglichst aber auch für ihr soziales Umfeld befriedigendes Ergebnis zu erzielen.

Was stellen sich Menschen unter einem Sterben unter würdigen Bedingungen vor?

Wann ziehen Menschen eine vorzeitige Beendigung ihres Lebens oder des Lebens ihrer Angehörigen in Betracht?

In einem Beitrag für den „Gesundheitsmonitor" (Bertelsmann Stiftung und der BARMER GEK) zum Thema Palliativversorgung und Sterbehilfe beantworten Jünger, Schneider, Wiese, Vollmann & Schildmann (2015) die Frage, was sich Menschen in ihrer letzten Lebensphase unter möglicherweise sehr belastenden Bedingungen wünschen, auf der Grundlage eigener empirischer Untersuchungen. Eine weitere, übergeordnete Frage ihrer Studie lautet: Was stellen sich Menschen unter einem Sterben unter würdigen Bedingungen vor? Dabei zeigt sich, dass eine Beantwortung dieser Frage ganz entscheidend davon abhängt, welche Erfahrungen die Befragten mit Verstorbenen allgemein, ferner welche Erfahrungen sie mit der Palliativversorgung ihnen nahe stehender Menschen in concreto gemacht (oder nicht gemacht) und wie sie diese Erfahrungen verarbeitet haben. Des Weiteren sollte die Frage beantwortet werden, welche Gründe schwer leidende Patienten für ihren Wunsch geltend machen, nicht mehr weiterleben zu wollen.

Jünger, Schneider, Wiese, Vollmann & Schildmann (2015) stellen zunächst fest, dass für die Mehrheit der befragten Personen würdiges Sterben heißt, frei von Schmerzen und von anderen körperlichen Leiden zu sein. Viele äußern den Wunsch, zu Hause zu sterben. Knapp ein Drittel meint, ein sterbender Angehöriger habe eher nicht würdig sterben können. Bemerkenswerterweise waren die Befragten kaum mit Palliativversorgung vertraut. Selbst die, die

Erfahrungen mit Palliativversorgung gemacht haben, können sich eine vorzeitige Beendigung ihres Lebens vorstellen. Auch überrascht, dass vor allem diejenigen, welche berufliche oder ehrenamtliche Erfahrungen mit Palliativversorgung gemacht haben, sich eine vorzeitige Beendigung auch des Lebens von Angehörigen vorstellen können. Die am meisten geäußerte Begründung ist die schweren körperlichen Leidens. Zweidrittel der Befragten äußern die Meinung, dass unerträgliches körperliches Leiden den Wunsch vorzeitigen Sterbens verursachen kann. Eine gute Palliativversorgung schränkt diesen Wunsch nur unwesentlich ein: beinahe 40 Prozent der befragten Personen bekunden diese Option für sich, während sie sich in Bezug auf andere Personen deutlich zurückhaltender äußern (14 Prozent Zustimmung).

Eine Qualitätsbeurteilung muss die gesamte *Kultur* der Palliativversorgung miteinschließen

Immer wieder zeigen Befragungen, dass der Wunsch, frei von Schmerzen und weiteren körperlichen Leiden sterben zu können, am häufigsten geäußert wird. Ist damit aber auch ein hinreichendes Qualitätskriterium der Palliativversorgung formuliert? Dies kann deshalb bezweifelt werden, weil damit zwar eine essenzielle palliativmedizinische Aufgabe beschrieben ist, die allerdings nur einen Teilbereich eines umfassenden Versorgungsanspruchs abdeckt. Als ein übergeordnetes Qualitätskriterium palliativer Bemühungen sollte vielmehr die Respektierung individueller Selbstbestimmung (auch bei eingeschränkten Möglichkeiten ihrer Objektivierung)[11] und persönlicher Wünsche gelten, weil damit die Persönlichkeit des betroffenen Menschen in ihrer jeweils individuellen Komplexität angesprochen ist. Auch wenn der fachliche Rat eines interdisziplinären Teams erwünscht ist und hilfreich erscheint, so sollte primär die betroffene Person den Weg vorgeben, den sie am Lebensende zu beschreiten wünscht. Sie sollte Autorin ihrer Lebensgeschichte möglichst bis zum Schluss sein und bleiben.

---

[11] Vgl. insbes. Schulze (2004).

Welche Entscheidungen leidende Menschen unter welchen Bedingungen für ein Weiterleben oder ein vorzeitiges Sterben treffen, hat Alexandra Bernhart-Just (2015) in einer qualitativen Studie unlängst untersucht.[12] Dabei spielt die Erfahrung des „Nichtzurechtkommens", eine „anhaltende Bewältigungsunfähigkeit", die sowohl durch intrinsische als auch extrinsische Faktoren beeinflusst wird, eine wesentliche Rolle (Bernhart-Just 2015, 359f.). Dichotome Sichtweise eines Weiterlebens oder Sterbenwollens haben dagegen simplifizierenden Charakter, weil sie den hochambivalenten Charakter von Erwägungen in Krisensituationen verfehlen. Denn es hat sich gezeigt, dass die Entscheidung, „weiterzuleben oder zu sterben, eine persönliche Reaktion eines Menschen auf sein subjektives Erleben der gegenwärtigen und zukünftigen Daseinsweise im Kontext chronischen Krankseins sowie auf seine Beurteilung der Kompetenz/Fähigkeit ist, mit seinem Dasein (nicht) zurechtzukommen." (ebd., S. 360). Der Wunsch, den Tod zu beschleunigen, ist „ein reaktives Phänomen auf multidimensionale Erfahrungen" und fungiert als „eine Art Kontrolle über sein Leben sowie als Trumpf". (ebd.). Allein der Gedanke, sein Leben unter nicht mehr hinnehmbaren Bedingungen beenden zu können, gibt Menschen ein Gefühl, ihre Situation letztlich noch kontrollieren zu können (Rurup et al. 2011).

Dies erhellt, warum der normative Anspruch, dass eine Person Autorin ihrer Lebensgeschichte bis zum Schluss sein solle, eines der wichtigsten Kriterien ist, anhand derer eine *Qualitätsbeurteilung* der hospizlichen und palliativen Versorgung vorgenommen wird. Die Qualitätsbeurteilung wird sich daher in weit geringerem Maße an bloß objektiven, teils starren, standardisierten und daher dekontextualisierten Messgrößen, die meist einer Überprüfung (vermeintlich) vergleichbarer Fälle dienen, zu orientieren haben. Eine Qualitätsprüfung sollte vielmehr als ein plastisches Unternehmen insofern betrachtet werden, als sie auf jeweils individuell variierende, das heißt mit spezifischen Wünschen und Bedürfnissen korrelierende, im prozesshaften Geschehen stets sich verflüssigende Resultate auszurichten ist (Lugton 2002). Man könnte ein solches prozedurales Beurteilungskriterium auch das einer Stimmigkeit nennen; vergleichbar einem Mobile, bei dem die unterschiedlich schwingenden

---

[12] Siehe dazu auch: Remmers (2015) und (2005).

Bewegungen miteinander über Träger verbundener Gewichte einen insgesamt balancierten Schwingungszusammenhang bilden.

Am Ausmaß eines solchen kohärenten, das heißt stimmigen Interaktionszusammenhangs lässt sich zugleich der Entwicklungsgrad einer Kultur der Palliativversorgung ablesen. Den Begriff der Kultur[13] in diesem Zusammenhang einzuführen erscheint mir deswegen sinnvoll, weil damit maßgebende Einstellungen und sozialmoralische Grundhaltungen aller Beteiligten, insbesondere professioneller Akteure einschließlich des ärztlichen Personals, aber auch nicht-professioneller Akteure (des freiwilligen Engagements) sowie Angehöriger und Freunde ins Zentrum rücken: möglicherweise differente Verhaltensstile, sprachliche Verständigungsformen, in verschiedenen religiösen Traditionen verankerte Krankheits- und Gesundheitsverständnisse einschließlich der Auffassungen, was richtiges und persönlich angemessenes Bewältigungsverhalten ist, schließlich Fähigkeiten der Perspektivenübernahme, des Einfühlens und des emotionalen Nachempfindens bei gleichzeitigem Distanzierungsvermögen (vgl. dazu grundlegend: Pearce & Lugton 2002 sowie Smith 2002).

---

[13] Zur Erläuterung des hier verwendeten Begriffs der Kultur – etymologisch auf Cicero zurückgehend: „cultura autem animi philosophia est." (Tusculanae Disputationes, Buch II, V, § 13) – greifen wir auf eine phänomenologisch orientierte ‚verstehende Soziologie' zurück. Insbesondere im Anschluss an Alfred Schütz (1974) haben sich hermeneutische Erschließungszusammenhänge von Kultur herausbilden können. Kultur gilt dabei als jene Sphäre, in welcher gesellschaftlichem Handeln durch zusammenhängende Symbol- und Wissenssysteme, Sprache und Deutungsmuster Sinn verliehen wird. Eine intersubjektiv geteilte Sozial- und Kulturwelt, verstanden als „Lebenswelt", ist eine Voraussetzung dafür, dass Grundstrukturen gesellschaftlichen Handelns entstehen und aufrechterhalten werden können. Erst in dem Maße, in dem gesellschaftliche Handlungen von Individuen in intersubjektiv geteilte Deutungskontexte und Sinnzusammenhänge eingebettet sind, kann auf höherer Ebene gesellschaftlicher Verflechtungen von Handlungen in Institutionen mit erforderlichen motivationalen Zufuhren gerechnet werden. Die Stabilität institutionellen Handelns ist erst unter bestimmten strukturellen Bedingungen gegeben wie: Reziprozität der Perspektiven sowie wechselseitige Verantwortungszuschreibungen. (Luckmann 1992, S. 34ff.).

Zwischenbilanz: drei Thesen

Schönes Sterben kann als eine ästhetische Kategorie verstanden werden. Ihr Bedeutungshorizont wird aber erweitert in einer biomedizinischen und einer sozialen Dimension. Mit *schönem Sterben* ist zumeist ein *sanfter Tod* gemeint, ein möglichst schmerz- und leidensfreier Tod. Die vorstehende Diskussion soll zunächst mit drei Thesen zusammengefasst werden:

1. These

Sterben ist stets ein schmerzvoller Vorgang. Aufgrund der verschiedenen Schmerzdimensionen kann niemals von *schön* und *wohlwollend* gesprochen werden. Gemäß des *Total-Pain-Konzepts* von Cicely Saunders (1996)[14] vollziehen sich, etwas verkürzt gesagt, Schmerzen in vier Dimensionen: in einer physischen, sozialen, psychischen und spirituellen Dimension.[15] Dieser konzeptionelle Ansatz ist freilich nicht ganz neu. Seine Urgeschichte lässt sich beispielsweise bis in die psychosomatische Medizin zurückverfolgen, der zufolge jeder Schmerz somatoform ist. Diese Auffassung wurde pointiert in der anthropologischen Medizin Victor von Weizsäckers vertreten: „Die Aufgabe ist für Arzt und Kranken Bewältigung der Schmerzarbeit und ihrer Entscheidung. Sie ist nicht Beseitigung des Schmerzes, sondern Bewältigung der Schmerzarbeit, die der Einzelne, sofern er zum Arzte geht, nicht leisten konnte; sonst ginge er nicht zum Arzte. Die Bewältigung der Schmerzarbeit geht den Arzt in allen Beziehungen an, in welchen der Schmerz uns hier verknüpft erschien. [...] Da aber nicht die Beseitigung der Schmerzempfindung, sondern die Bewältigung der Schmerzarbeit ärztliches Ziel ist, und da in dieser Bewältigung eine Kette von Entscheidungen liegt, so ist die Arbeit ohne Ziel der Entscheidung nicht zu denken und nicht zu tun. Welches Ziel ist gemeint, und welches ist das rechte? Es kann kein anderes sein als das Ziel des menschlichen Lebens überhaupt".[16]

---

[14] Saunders (1996).
[15] Vgl. auch Roser (2014).
[16] von Weizsäcker(1926).

2. These

Ein *schönes Sterben* bzw. ein *guter Tod* kann von professionellen Akteuren genauso wenig beurteilt werden wie von allen anderen Außenstehenden (Familie, Freunde etc.). Diesen Vorbehalt unterstreicht der Palliativmediziner Gian-Domenico Borasio mit folgender Aussage: „Der Begriff des sanften Todes ist für die Praxis wenig hilfreich. Ein Tod muss nicht sanft sein und kein Mensch muss beim Sterben loslassen, wenn er das nicht will. Wir sollten aufpassen, dass wir unsere Patienten nicht in präformierte Vorstellungen darüber hineinpressen, wie ein guter Tod auszusehen hat. Das wäre palliativer Paternalismus. Wenn es etwas gibt, was ich in vielen Jahren Palliativmedizin gelernt habe, dann dies: mich zurückzuziehen mit meinen persönlichen Vorstellungen, was für eine bestimmte Person ein guter Tod sein könnte. Der einzige, der das sagen kann, ist der Patient selbst."[17]

3. These

Hospiz- und Palliativeinrichtungen stehen in der Gefahr, Lebens- und Arbeitsbedingungen herstellen zu müssen, die an einem stark harmonistischen Weltbild orientiert sind, das seinerseits mit gesellschaftlicher Wirklichkeit nichts zu tun hat und deswegen Illusionen nach Innen und ein geschöntes Bild nach Außen erzeugt. Zur Normalität gesellschaftlichen Lebens gehören Konflikte, die in der einen oder anderen Weise auch in Hospiz- und Palliativeinrichtungen reproduziert werden und deren Lösung Aufrichtigkeit, Offenheit, wechselseitigen Respekt und konstruktiven Willen verlangt. Dafür sind organisatorische und qualifikatorische Voraussetzungen zu schaffen.

---

[17] Borasio (2018).

Kommunikationsprobleme und Konflikte in der Palliativpflege: Forschungsergebnisse

In einem von der Deutsche Forschungsgemeinschaft finanzierten Projekt hat sich eine aus Wissenschaftlerinnen und Wissenschaftlern der Universitäten Osnabrück und Heidelberg zusammengesetzte Studiengruppe vor wenigen Jahren intensiv mit „Kommunikationsproblemen und Konflikten in der Palliativpflege" befasst und dazu auch publiziert.[18] Ziel dieses explorativen Forschungsprojekts war es, einen analytischen Beitrag zur Verbesserung der Versorgungsqualität am Lebensende zu leisten. Die Ergebnisse des Projektes zeigen unmissverständlich, dass auch in „wohlwollenden" Institutionen Probleme und Konflikte auftreten können, möglicherweise sogar zusätzlich erzeugt werden durch eine falsch verstandene „Philosophie" (*mission statement*). Einige Ergebnisse sollen im Folgenden kurz dargelegt werden.

Zunächst zur Stichprobe unserer Untersuchung: Wir haben insgesamt 58 schwerstkranke Personen mit unterschiedlichen, meist onkologischen Krankheiten und unterschiedlichen Alters sowie in verschiedenen Settings (Hospiz, Palliativstation, onkologische Station, ambulanter Hospiz- und Pflegedienst, Einrichtungen der stationären Langzeitpflege wie Pflegeheim) interviewt. Welche konfliktauslösenden Faktoren konnten wir ermitteln? Es handelt sich dabei
1. um *institutionelle Bedingungen*: zum Beispiel um organisatorische Rahmenbedingungen pflegerischer Tätigkeiten;
2. um *originär pflegerische Bedingungen*: zum Beispiel um das, was wir als kulturelle Gestaltungsvoraussetzungen pflegerischen Handelns zu explizieren versuchten, sowie um die prozessuale Gestaltung fürsorglichen Handelns. Zu thematisieren sind dabei: persönliche Einstellungen, Grundhaltungen sowie Verhaltensstile des Pflegefachpersonals; ferner Kommunikations- und Verständigungsformen, professionelle Auffassungen bezüglich richtigen Bewältigungsverhaltens erkrankter und leidender Personen; Fähigkeiten der Perspektivenübernahme sowie des Einfühlens.

---

[18] Marquard, Garthaus, Wendelstein, Remmers & Kruse (2018a) – Marquard, Garthaus, Wendelstein, Remmers & Kruse (2018b) – Garthaus, Marquard, Remmers & Kruse (2018).

Was haben wir herausgefunden? In unserer Ergebnisdarstellung folgen wir jenen zentralen analytischen Kategorien, die wir aus dem Interviewmaterial gewonnen haben und denen gemäß wir die sehr vielfältigen Inhalte und Aussagen strukturieren konnten. Als illustrierender Beleg wird jeweils ein Zitat einer interviewten Person angefügt.

1. Verhalten der Pflegenden

Beklagt haben die befragten Schwerstkranken mangelnde Freundlichkeit in der Begegnung, mangelnde Qualifizierung für die gewiss nicht leichten Aufgaben; sogar Desinteresse im Auftreten und Verhalten wurde bekundet, auf der anderen Seite in überbetonter Freundlichkeit ein Mangel an persönlicher Authentizität vermutet.

> „Unter anderem an der Stimme…Wenn das nur höflich ist, haben die allermeisten Schwestern eine leicht angehobene Stimme, … sprechen die in einer etwas höheren Tonlage." (05_Pal).

2. Selbstständigkeit versus Abhängigkeit

Wiederholt haben sich die Befragten als unmündig in der Kommunikation mit Pflegefachpersonen erlebt. Dazu gehören auch nicht seltene Erfahrungen, die als Missachtung der eigenen Person empfunden wurden.

> „[…] dass das immer alles so lange dauert hier. Wenn ich klingel, weil ich auch nicht alleine aus dem Bett komme, das dauert ja. Dann geht das los: ‚Ja, meine Kollegin kommt gleich'. Und dann nochmal klingeln. ‚Ja, die ist unterwegs.' Ich sage: ‚Wo holt ihr die denn weg?'" (07_Hos).

3. Informationsasymmetrie

Beklagt wurden fehlende Offenheit und Ehrlichkeit sowie mangelnde Verbindlichkeit und Transparenz im kommunikativen Verhalten des Pflegepersonals. Es wird beispielsweise nicht ausreichend über Medikationen, etwaig bevorstehende Untersuchungen oder auch über einen Transfer auf eine Palliativstation informiert.

> „Ha ja, wie soll man da reagieren. Die war ja auch dann zack, zack wieder raus aus dem Zimmer. Das hat die mir so hin geklatscht und, zack, zack war sie weg. Ich habe es nicht angesprochen, als ich die wieder/ Ich habe gedacht, dich frage ich nichts mehr…" (50_Amb).

4. Rahmenbedingungen

Am Leitfaden dieser Kategorie haben wir sämtliche von den befragten Personen benannten Ursachen von Konflikten zusammengefasst, die unzweideutig in der organisatorischen und personalstrukturellen Verfasstheit der jeweiligen Institution verankert sind.

> „[...] das muss man wirklich sagen, bloß halt man hat wirklich den Druck gemerkt. Man hat es ja dann auch gesagt gekriegt ‚Ah, sie sind jetzt nur noch so und so viele auf der Station, es sind zwei krank und einer hat Urlaub und / das, das war nicht, also nicht nur einmal." (38_Amb).

Wie haben nun die von uns befragten Bewohner und Bewohnerinnen bzw. die Patienten und Patientinnen auf die Erfahrung von Konflikten reagiert und welche Strategien des Umgangs mit diesen Konflikten zeigten sich? In unserer analytischen Darstellung orientieren wir uns wiederum an zentralen Kategorien.

5. Emotionen/Gefühlsäußerungen

Die von uns befragten Personen erachten die Art und Weise, wie mit ihren Gefühlsäußerungen wie beispielsweise Unzufriedenheit, Wut, Stress und Ärger umgegangen wird, als ursächlich für erlebte Konflikte, und bekunden dabei oft auch Verständnis für das sie betreuende Personal.

> „Ha, dass mich jemand in den Arm genommen hätte. (...) Das hat mir halt gefehlt. Aber ich kann ja nicht von einer Schwester verlangen, dass sie mich in den Arm nimmt." (46_Amb).

6. Konflikte gehören dazu

Es hat uns überrascht, welches Verständnis, welche Nachsicht und sogar welche Gelassenheit viele unserer Interviewpartner bzw. −partnerinnen hinsichtlich sie betreuender Pflegefachkräfte zeigten. Dabei sollte jedoch nicht übersehen werden, dass es sich bei Verständnis und Nachsicht auch um Reaktionen von Personen handelt, die sich letztlich in einer Position der Abhängigkeit und der Hilfsbedürftigkeit wissen.

> „Ja, es gibt immer mal ein Missverständnis oder, oder mal eine Krankenschwester, wo, wo mal einen Tag, einen schlechten Tag hat oder so." (57_Pal).

7. Neu- und Umbewertung

Bei der Auswertung unseres Interviewmaterials fiel auf, dass viele der von uns befragten Personen um Entschärfungen oder Lösungen konfliktträchtiger Situationen bemüht sind, und zwar durch ein hohes Ausmaß von Selbstreflexion. Die von ihnen vorgebrachten Entschuldigungen verstehen sich gewissermaßen als das Resultat spezifischer Coping-Stile, das heißt der Verarbeitung erlebter Konflikte beispielsweise durch Neubewertung.[19]

> „Und wenn ich ungeduldig werde, dann brauche ich nur darüber nachzudenken, dass andere auch ein Thema mit Geduld haben und dass das menschlich ist und dass ich da nichts zu fordern brauche" (33_Hos).

In unserer Studie kamen wir zu weiteren wichtigen Ergebnissen, die nur mehr summarisch benannt werden sollen:

- Die meisten Benennungen von Konflikten bezogen sich auf die Settings: stationäre Einrichtung der Altenhilfe und Hospiz.
- Am wenigsten wurden Konflikte benannt, die im ambulanten Bereich anzutreffen sind.
- Den Äußerungen der interviewten Personen ist zu entnehmen, dass vor allem stationäre Einrichtungen der Altenhilfe, onkologische Stationen und Palliativstationen besonders problematische Rahmenbedingungen aufweisen.
- Auffällig war, dass häufig Konflikte benannt werden, die in vorhergehenden Versorgungseinrichtungen erlebt wurden. Dieser Feststellung gegenüber ist aber auch Vorsicht insofern geboten, als es sich dabei um retrograde Projektionen handeln könnte.
- Häufig durch das Verhalten von Pflegefachkräften ausgelöste Konflikte wirken sich auf die Beziehungsgestaltung aus.
- Die Konfliktträchtigkeit institutioneller Rahmenbedingungen wird auch darin gesehen, dass durch sehr straffes Zeitmanagement Ruhephasen und damit auch Gesprächsmöglichkeiten eingeschränkt werden.

---

[19] Zur inzwischen klassisch zu nennenden Psychologie des Coping vgl.: Lazarus & Folkman (1984).

- Als besonders förderungsbedürftig erscheinen Haltungen und Einstellungen wie die der Achtsamkeit und gegenseitige Wertschätzung, weil mit ihnen teilweise erlebte Demütigungen vermieden werden können.

Bei der abschließenden Betrachtung und Diskussion unserer Studienergebnisse stellen sich zwei Fragen:
1. Welche der identifizierten Konflikte sind möglicherweise auf Besonderheiten palliativer bzw. hospizlicher Versorgungssituationen mit charakteristischen Strukturmerkmalen (z.b. typische Belastungseigenschaften hospizlicher oder palliativer Arbeit) zurückzuführen?
2. Sind charakteristische Störvariablen kommunikativen Verhaltens in den von uns untersuchten Settings typisch palliative Phänomene oder haben sie eher repräsentativen Charakter für eine Berufsgruppe, die bis dato auf einen angemessenen kommunikativen Umgang mit leidenden Menschen zu wenig vorbereitet und geschult wird?

Schlussbemerkung

Die Versorgung und Unterstützung schwerstkranker und sterbender Menschen in Hospizen und Palliativeinrichtungen ist ein essentieller Bestandteil unseres gesellschaftlichen Lebens. Darum sollte der metaphorische Gebrauch des Begriffs Pallium nicht zu der Annahme verleiten, als ließe sich mit der unverzichtbar schützenden und abschirmenden Funktion der Palliation zugleich ein ganz anderer, gesellschaftlich streng geschiedener Lebenszusammenhang schaffen. Dies wäre ein gleichsam isolationistisches Missverständnis, welches die notwendige mentale und seelische Offenheit gegenüber einem sich auch in Palliativeinrichtungen fortsetzenden licht- und schattenreichen, bürde- und würdevollen Lebens vermissen lässt. Gefordert ist deswegen auch eine Offenheit gegenüber Frustrationserfahrungen beiderseits, die zu kommunizieren und zu verarbeiten Anstrengungen erfordert, auf die das Pflegepersonal hinreichend vorzubereiten ist und für die zugleich die erforderlichen institutionellen Räume und Ressourcen bereitzustellen sind.

Auch schwerstleidende Menschen wünschen sich in vielen Fällen Offenheit im Gespräch, die rückblickend sogar als entlastend und stärkend empfunden wird (vgl. Wendelstein et al. 2016). Dies schließt Offenheit gegenüber anderen, abweichenden Überzeugungen, Einstellungen und Bedürfnissen mit ein. Daraus ergeben sich Anforderungen an qualifizierende Maßnahmen, insbesondere psychologische Schulungen des Fachpersonals. Von nicht geringerer Bedeutung sind Forderungen an die Forschung im hospizlichen und palliativen Kontext. Von der Nationalen Akademie der Wissenschaften Leopoldina (2015) wurde unlängst eine Forschungsagenda vorgelegt, in welcher wissenschaftliche Untersuchungen aus Perspektive der Menschen in Palliativsituationen eingefordert werden. Diesbezügliche Vorbehalte ärztlicher und pflegerischer Akteure in diesem Feld müssen ernstgenommen, sollten aber immer wieder auf ihre Berechtigung *in concreto* überprüft werden. (vgl. Ewing et al. 2004; Gysels, Evans & Higginson 2012). Auch die Rekrutierung von Menschen mit schweren kognitiven, psychischen und physischen Beeinträchtigungen oder von Kindern und Jugendlichen stellt ein großes, aber nicht unlösbares Problem dar, wenn es darum geht, ihre Anliegen und Wünsche zu erkunden (vgl. Gremaud/Mazzocato 2015; Hartmann, Kern & Reigber 2017).

Die Sorge, dass entgegen dem Selbstverständnis vieler Akteure im Hospiz- und Palliativkontext „unschön" gestorben werden könnte, ist ernst zu nehmen, sollte aber stets aufs Neue thematisiert werden unter Gesichtspunkten normativ unangemessener Erwartungen und eines von verschiedenen Seiten illegitim aufgebauten ‚Erfolgs'-Drucks. Was am Ende immer auch erfahrbar ist, das ist die Nichtigkeit allen Lebens. Dagegen den Heilsanspruch einer transzendenten Unvergänglichkeit zu erheben, ist auch ein Zeichen der Humanität. So absurd dieser Anspruch am Ende auch erscheinen mag, so sehr bekundet sich darin ein ethischer Anspruch innerweltlicher Solidarität im Angesicht des Todes.

Vielleicht zielte darauf auch jener Aphorismus Canettis[20], mit dem ich schließen möchte:

---

[20] Canetti 2014, S. 42.

„Ich weiß es wohl, dieser generöse Glaube, daß jeder immer leben sollte, ist monströs, aber ich werde ihn immer haben, auch wenn ich daran zugrundegehen sollte." (Canetti 1945)

Literatur

Ariès, Ph. (1996). Geschichte des Todes. Darmstadt: Wissenschaftliche Buchgesellschaft
Bernhart-Just, A. (2015): Weiterleben oder sterben? – Entscheidungsprozesse leidender Menschen. Pflegewissenschaft und Pflegebildung. Band 10. Hrsg. v. H. Remmers. v & r unipress, Universitätsverlag Osnabrück, Vandenhoeck & Ruprecht: Göttingen.
Borasio, Gian-Domenico (2018): „Durch Übertherapie sterben wir schlechter und früher". ZEITt-ONLINE 02.04.2018. https://www.zeit.de/wissen/gesundheit/2018-03/gian-domenico-borasio-tod-sterben-therapie-palliativmedizin (Zugriff: 24.08.2018).
Bradbury, M. (1999): Representations of death. A social psychological perspective. London.
Canetti, E. (2014): Das Buch gegen den Tod. Carl Hanser: München.
de Ridder, M. (2010): Wie wollen wir sterben? Ein ärztliches Plädoyer für eine neue Sterbekultur in Zeiten der Hochleistungsmedizin. 3. Auflage. München: Deutsche Verlagsanstalt.
Deutsche Gesellschaft für Palliativmedizin u.a. (2010): Charta zur Betreuung schwerstkranker und sterbender Menschen in Deutschland. https://www.dgpalliativmedizin.de/images/stories/Charta-08-09-2010%20Erste%20Auflage.pdf (zuletzt abgerufen 26.08.2018).
Deutscher Hospiz- und Palliativverband (2018): Zahlen und Fakten. https://www.dhpv.de/service_zahlen-fakten.html (abgerufen 26.08.2018).
Dunn, K.S. et al. (2005): Nursing Experience and the Care of Dying Patients. In: Oncology Nursing Forum, Vol. 32 (1), p. 97-104.
Ehrentraut, O., Hackmann, T., Krämer, L. & Schmutz, S. (2015): Zukunft der Pflegepolitik-Perspektiven, Handlungsoptionen und Politikempfehlungen. Friedrich-Ebert-Stiftung (Hrsg.) Bonn, 2015. http://library.fes.de/pdf-files/wiso/12140.pdf (zuletzt eingesehen 23.05.2016).
Elias, N. (1982). Über die Einsamkeit der Sterbenden in unseren Tagen. Frankfurt/M.: Suhrkamp.
Ewing, G., Rogers, M., Barclay, S., McCabe, J., Martin, A. & Todd, Chr. (2004): Recruiting patients into a primary care based study of palliative care: why is it so difficult? In: Palliative Medicine 18, H. 5, S. 452-459.
Feldmann, K. (2004): Tod und Gesellschaft. Sozialwissenschaftliche Thanatologie im Überblick. VS Verlag: Wiesbaden.

Garthaus, M., Marquard, S., Remmers, H. & Kruse, A. (2018): Kommunikationsprobleme und Konflikte in der Palliativpflege. Erfahrungen aus Sicht schwerkranker und sterbender Menschen. In: Kreutzer, S., Oetting-Roß, C. & Schwermann, M. (Hrsg.) (2018): Palliative Care aus sozial- und pflegewissenschaftlicher Perspektive. Beltz, Juventa: Weinheim (in press).

Gysels, M., Evans, C. & Higginson, I. J. (2012): Patient, caregiver, professional and researcher views and experiences of participating in research at the end of life: a critical interpretive synthesis of the literature. In: BMC Medical Research Methodology 12, H. 1, S. 123 – 139.

Herbig, B. & Büssing, A. (2003): Implizites Wissen und erfahrungsgeleitetes Arbeitshandeln: Perspektiven für Arbeit und Organisation. In: Zeitschrift für Arbeitsforschung, Arbeitsgestaltung und Arbeitspolitik. 12(1), S. 36–53.

Holtgräwe, M. (2011): Posttraumatisches Wachstum, Krankheitsverarbeitung und Lebensqualität von Frauen mit Brustkrebs im perioperativen Verlauf. Hamburg: Kovac.

Jansky, M., Nauck, F. & Jaspers, B. (2017): Gutachten zum Bedarf an Hospizbetten in Nordrhein-Westfalen. Im Auftrag des Ministeriums für Gesundheit, Emanzipation, Pflege und Alter, NRW). Universitätsmedizin Göttingen.

Jünger, S., Schneider, N., Wiese, B., Vollmann, J. & Schildmann, J. (2015): Palliativversorgung und Sterbehilfe. In: Gesundheitsmonitor (Bertelsmann Stiftung und BARMER GEK), Ausgabe 04/2015, S. 1-11.

Kruse, A. (2017): Lebensphase hohes Alter. Verletzlichkeit und Reife. Springer Deutschland: Berlin.

Lazarus, R. & Folkman, S. (1984): Stress, Appraisal, and Coping. New York: Springer.

Luckmann, Th. (1992): Theorie des sozialen Handelns. Berlin und New York: de Gruyter.

Lugton, J. (2002): Support processes in palliative care. In: In: Lucton, J. & Kindlen, M. (Ed.): Palliative Care: The Nursing Role. Chuchill Livingstone: Edinburgh, S. 89-113.

Marquard, S., Garthaus M., Wendelstein, B., Remmers H. & Kruse, A. (2018a): Kommunikationsprobleme und Konflikte in der Palliativpflege. In: Hospiz-Dialog Nordrhein-Westfalen. H. 74, S. 14-16.

Marquard, S., Garthaus, M., Wendelstein, B., Remmers, H. & Kruse, A. (2018b): Konflikte am Lebensende. Erfahrungen in Pflegebeziehungen aus Sicht schwer kranker und sterbender Menschen. In: Zeitschrift für Palliativmedizin, 19. Jg., S. 110-115.

Melching, H. (2015): Palliativversorgung – Modul 2: Strukturen und regionale Unterschiede in der Hospiz- und Palliativversorgung. Gütersloh: Bertelsmann Stiftung.

Nassehi, A. (2004). „Worüber man nicht sprechen kann, darüber muss man schweigen." Über die Geschwätzigkeit des Todes in unserer Zeit, in: K.P. Liessmann (Hrsg.), Ruhm, Tod, Unsterblichkeit (S. S. 118-145). Wien: Zsolnay.

Nassehi, A., Weber, G. (1988). Verdrängung des Todes – Kulturkritisches Vorurteil oder Strukturmerkmal moderner Gesellschaften. Systemtheoretische und wissenssoziologische Überlegungen. In: Soziale Welt, 39. Jg., S. 377-39

Nationale Akademie der Wissenschaften Leopoldina und Union der deutschen Akademien der Wissenschaften (2015): Palliativversorgung in Deutschland. Perspektiven für Praxis und Forschung. Halle (Saale).

Pearce, C. & Lugton, J. (2002): Holistic assessment of patient's and relatives' needs. In: Lucton, J. & Kindlen, M. (Ed.): Palliative Care: The Nursing Role. Chuchill Livingstone: Edinburgh, S. 61-87.

Plante, A. & Bouchard, L. (1995): Occupational stress, burnout and professional support in nurses working with dying patients. In: Journal of Death and Dying, Vol. 32 (2), p. 93-109.

Pohl, C. (2011): Demographischer Wandel und der Arbeitsmarkt für Pflege in Deutschland: Modellrechnungen bis zum Jahr 2030. In: Pflege und Gesellschaft, 16(1), S. 36-52.

Polanyi, M. (1966): The tacit dimension. London 1966.

Remmers, H. & Kruse, A. (2014): Gestaltung des Lebensendes – End of Life Care. In: Wahl, H.-W. & Kruse, A. (Hrsg.): Lebensläufe im Wandel. Entwicklung über die Lebensspanne aus Sicht verschiedener Disziplinen. Stuttgart: Kohlhammer, Kap.14, S. 215-231.

Remmers, H. (2005): Der eigene Tod. Zur Geschichte und Ethik des Sterbens. In: Brüning, A. & Piechotta, G. (Hrsg.): Die Zeit des Sterbens. Diskussionen über das Lebensende des Menschen in der Gesellschaft. Theorie-Praxis-Innovation. Berliner Beiträge zur Sozialen Arbeit und Pflege (Schriftenreihe der Alice-Salomon-Fachhochschule), Bd. 2, S. 148-181.

Remmers, H. (2015): Bemerkungen zur historischen Anthropologie und Ethik einer Befreiung von unerträglichem, entwürdigendem Leid. Vorwort in: Bernhart-Just, A.: Weiterleben oder sterben? – Entscheidungsprozesse leidender Menschen. Pflegewissenschaft und Pflegebildung. Band 10. Hrsg. v. H. Remmers. v & r unipress, Universitätsverlag Osnabrück, Vandenhoeck & Ruprecht: Göttingen S. 15-23.

Rilke, Rainer Maria (1966): Die Aufzeichnungen des Malte Laurids Brigge. In: Sämtliche Werke, Bd. 6, Insel-Verlag: Frankfurt/M.

Roser, T. (2014): Schmerz ausdrücken und behandeln in Ritualen. Zur gegenwärtigen Wiederentdeckung der Gefühle in Poimenik und Religionspädagogik. In: Praktische Theologie, 49 (4), S. 221-226.

Rurup, M., Pasman, H., Goedhart, J., Deeg, D., Kerkhof, A. & Onwuteaka-Philipsen, B. (2011): Understanding why older people develop a wish to die – a qualitative interview study. Crisis, 32(4), S. 204–216.

Saunders, Cicely (1996): A personal therapeutic journey. BMJ. Dec 21; 313(7072), S. 1599–1601.

Schaeffer, A. (2008). Menschenwürdiges Sterben – Funktional differenzierte Todesbilder. Berlin: LIT Verlag.

Schröder, H., Schröder, Chr., Förster, F. & Bänsch, A (2003): Palliativstationen und Hospize in Deutschland. Belastungserleben, Bewältigungspotential und Religiosität der Pflegenden. Wuppertal: Schriftenreihe der Bundesarbeitsgemeinschaft Hospiz e. V., Bd. IV.

Schulze, U. (2004): Die Sicherung autonomer Entscheidungen in der letzten Lebensphase aus Sicht professioneller Helfer. Eine vergleichende Problemdiskussion. In: Schulze, U. & Niewohner, S. (Hrsg.): Selbstbestimmt in der letzten Lebensphase – zwischen Autonomie und Fürsorge. LIT Verlag: Münster, S. 99-118.
Schütz, A. (1974): Der sinnhafte Aufbau der sozialen Welt (Erstausgabe 1932). Frankfurt a. M.: Suhrkamp.
Schweizerische Akademie der Medizinischen Wissenschaften (2009): Palliative Care. Medizinisch-ethische Richtlinien und Empfehlungen. 4. Auflage. Basel.
Smith, M. E. (2002): Spiritual issues. In: Lucton, J. & Kindlen, M. (Ed.): Palliative Care: The Nursing Role. Chuchill Livingstone: Edinburgh, S. 115-139.
von Weizsäcker, V. (1926): Die Schmerzen. In: Ders.: Gesammelte Schriften, Bd. 5, Frankfurt a.M.: Suhrkamp, 1987. S. 27-47.
Wagner, H.-D. (2001): Johannes Brahms – das Liedschaffen. Ein Wegweiser zum Verständnis und zur Interpretation. Palatium Verlag: Mannheim.
Weber, M. (1976): Wirtschaft und Gesellschaft. Grundriß der verstehenden Soziologie. 5. revidierte Auflage (Studienausgabe). Tübingen: Mohr.
Wendelstein, B., Garthaus, M., Heller, A., Marquard, S., Paulikat, C., Remmers, H., & Kruse, A. (2016): Interviews mit PalliativpatientenRekrutierungsprobleme und Motivation der Interviewteilnehmer. Erfahrungen aus dem DFG-Projekt „Kommunikation und Konflikte in der Palliativpflege". Zeitschrift für Palliativmedizin, 17(05), P199. DOI: 10.1055/s-0036-1594212.

Dirk Müller

Palliative Geriatrie im Pflegeheim

Hospizlich-palliativer Ansatz in der stationären Pflege

Laut der DHPV-Bevölkerungsumfrage (DHPV: Deutscher Hospiz- und PalliativVerband) möchten 58 Prozent der Deutschen zu Hause sterben. Nur wenige (vier Prozent) wollen ins Pflegeheim.[1] Mit Sicherheit wünschen alle ein Leben und Sterben in Frieden, Würde und Selbstbestimmung – bestenfalls in vertrauter Umgebung und begleitet von Nahestehenden. Das kann auch in der stationären Pflege möglich sein, in anderen Heimen ist das aber leider noch nicht der Fall.

Die Perspektive jener, die sich mit einem Heimeinzug beschäftigen müssen, untersuchte eine Berliner Studie vom Kompetenzzentrum Palliative Geriatrie (KPG), welche „Merkmale zu Pflegeeinrichtungen mit palliativgeriatrischer Kompetenz"[2,3] herausarbeitete. So wünschen sich alte Menschen:
1. eine konsequente Beachtung ihrer Selbstbestimmung,
2. Seelenpflege, Geborgenheit und Würde,
3. den Einbezug von Angehörigen und Nahestehenden,
4. eine gute Organisation des Heimlebens im Sinne von Wohnen, Essen und Trinken etc.,

---

[1] www.dhpv.de/tl_files/public/Aktuelles/presseerklaerungen/3_ZentraleErgebnisse_DHPVBevoelkerungsbefragung_06102017.pdf
[2] www.palliative-geriatrie.de/index.php?eID=dumpFile&t=f&f=242&token=07b88f94f97
6567e4024746263d8c674b3dda3ec
[3] www.palliative-geriatrie.de/index.php?eID=dumpFile&t=f&f=327&token=498373f555f
164b3803fa844760362e4b0c47725

5. gute (Palliativ)Pflege,
6. gute (Palliativ)Medizin,
7. spirituelle Begleitung,
8. die Begleitung aller am Lebensende, im Sterben und in der Trauer,
9. die Einbindung des Heims ins Gemeinwesen.[4]

Palliative Geriatrie

Hochbetagte wollen und brauchen ein beschwerdearmes, geachtetes und sinnerfülltes Leben bis zuletzt. Palliative Geriatrie sorgt für ihr persönliches Wohlbefinden, gerade weil sie unter Multimorbidität, chronischen Erkrankungen und/oder Schmerzen und belastenden Symptomen leiden und der Tod nahe liegt. Um mit ihnen wirklich gut umgehen zu können, „bedarf es eines Betreuungsansatzes, der sowohl kurative als auch rehabilitative und palliative Maßnahmen vereint und sich gen Lebensende zugunsten palliativer Maßnahmen verschiebt. Leitlinie ist der Erhalt individueller Lebensqualität für hochbetagte und multimorbide Menschen" (Müller, 2011a). Hierfür setzt sich insbesondere die 2015 gegründete deutschsprachige Fachgesellschaft Palliative Geriatrie (FGPG) ein.[5]

Basis für Palliative Geriatrie sind bewährte hospizlich-palliative Prinzipien: Betroffene und Nahestehende stehen im Mittelpunkt aller Bemühungen und können auf verlässliche, kompetente und einfühlsame Hilfe vertrauen, die vom interdisziplinären Team erbracht wird, welches in der Betreuung alter Menschen und deren spezifischen Bedürfnissen erfahren ist. Pflegende, Ärztinnen und Ärzte verfügen über Kenntnisse in der Schmerztherapie und Symptomkontrolle und beziehen andere Professionen ein, z. B ehrenamtliche Sterbebegleiterinnen und -begleiter. Es gilt, sich auf die alten Menschen im Sinne von „Total Pain" einzulassen, nicht nur bezüglich pflegerischer und me-

---

[4] www.palliative-geriatrie.de/index.php?eID=dumpFile&t=f&f=304&token=98e77701fd6f7b0f7d2e080f02b5250a045831ac
[5] www.fgpg.eu

dizinischer Versorgung. Auch psychosoziale und spirituelle Aspekte gehören in die Altenpflege. Therapeutische Angebote, wie Ergo-, Physio-, Garten- und/oder Tiertherapie, ergänzen die Betreuung ebenso, wie Kenntnisse und Fähigkeiten in Basaler Stimulation und Validation. Bedeutsam ist eine konsequente, einbeziehende Nahestehendenarbeit (vgl. Kojer & Heimerl, 2009).

Palliative Geriatrie reduziert sich also nicht auf Sterbebegleitung, sondern ist Lebensbegleitung bis zuletzt (vgl. Müller, 2010). Wird sie auf das unmittelbare Lebensende reduziert, kommt sie für die alten Menschen zu spät. Palliative Geriatrie – auch im Heim – meint die konsequente Umsetzung eines ganzheitlichen kurativen *und* hospizlich-palliativen Ansatzes, der für alte Menschen übersetzt werden muss (ebd.).

Viele der mehr als 13.500 Pflegeheime in Deutschland[6] sind bereits wichtige Akteure in der Versorgung sterbender Menschen, ihre gesellschaftliche Bedeutung nimmt zu. Hospize oder spezialisierte Dienste können, ja sollen, die Aufgabe nicht übernehmen. Es ist vielmehr dringlich, in den Heimen konkrete Maßnahmen im Sinne einer konsequenten Orientierung an den Bewohnerinnen und Bewohner *und* an den Mitarbeiterinnen und Mitarbeitern (Müller, 2011; Müller, 2011c) zu definieren. Palliative Geriatrie muss sich im Sinne von Bildung *und* Organisationsentwicklung in die grundlegende Organisationsphilosophie verankern. Dabei dürfen palliative Konzepte aus der Tumorbehandlung nicht Eins-zu-Eins und unreflektiert auf die Heime übertragen werden. Vielmehr bedarf es zielgruppenspezifischer Konzepte und Verfahren. In zahlreichen Projektwerkstätten im Rahmen von Bildungsveranstaltungen des Kompetenzzentrum Palliative Geriatrie [7] entdecken und bearbeiten Heime z. B. ihre hospizlich-palliativen Kompetenzen und entwickeln sich z.B. in kommunalen Netzwerken für Palliative Geriatrie[8] weiter.

---

[6] www.gbe-bund.de/oowa921-install/servlet/oowa/aw92/dboowasys921.xwdevkit/xwd_init?gbe.isgbetol/xs_start_neu/&p_aid=3&p_aid=53052473&nummer=570&p_sprache=D&p_indsp=108&p_aid=5695924
[7] www.palliative-geriatrie.de/bildung
[8] www.netzwerk-palliative-geriatrie.de

Hospiz- und Palliativgesetz

Ein wichtiger, wenngleich unvollständiger Beitrag, die Situation der betroffenen Bewohnerinnen und Bewohner, Nahestehenden und der Mitarbeiterinnen und Mitarbeiter in Heimen, zu verbessern, ist das Hospiz- und Palliativgesetz (2015). Es sieht Reformen in der gesetzlichen Krankenversicherung, in der sozialen Pflegeversicherung und im Krankenhausbereich vor.
- Sterbebegleitung ist ausdrücklicher Bestandteil des Versorgungsauftrages der sozialen Pflegeversicherung.
- Heime können Gesundheitliche Versorgungsplanung für die letzte Lebensphase (GVP) anbieten – zur individuellen und umfassenden medizinischen, pflegerischen, psychosozialen und seelsorgerischen Lebensendbetreuung der Bewohnerinnen und Bewohner, von Krankenkassen gesondert finanziert.
- Heime sollen mit Hospizdiensten zusammenarbeiten.
- Heime sollen ihr Hospiz- und Palliativnetzwerk beschreiben und mit diesem zusammenarbeiten sowie im Rahmen von Qualitätsprüfungen nachweisen.
- Heime und Haus- bzw. Fachärztinnen und -ärzte sollen Kooperationsvereinbarungen zur Steigerung der Qualität der Palliativversorgung abschließen. Ärzte erhalten diesbezüglich zusätzliche Vergütungen.
- Es wurden weitere EBM-Ziffern (EBM: Einheitlicher Bewertungsmaßstab), nun für Koordination und interprofessionelle Strukturierung der Versorgungsabläufe sowie für die Kooperation mit anderen an der Palliativversorgung beteiligten Leistungserbringern, Einrichtungen und Angehörigen, eingeführt.

Abzuwarten bleibt, wie und wann das Geregelte in den Heimen wirklich verlässlich greift. Fest steht: Palliative Geriatrie lässt sich nur umsetzen, wenn Heime über gut qualifiziertes pflegendes und ärztliches, palliativ geschultes Personal verfügen, das alten Menschen ausreichend und mit Zeit zur Seite steht. Es gilt, den »Heimalltag so zu gestalten, dass sich die Bewohnerinnen und Bewohner als auch die Mitarbeiterinnen und Mitarbeiter wohlfühlen« (Müller, 2011). Ambulante Hospizdienste und/oder einzelne spezialisierte Dienste können Heime ggf. bei der Gestaltung und verlässlichen Kultivierung von Palliativer Geriatrie helfend und ergänzend zur Seite stehen. Dies aber nicht im Sinne von Übernahme einzelner Leistungen, sondern durch Mitgestaltung und Unterstützung, etwa durch ehrenamtliche Sterbebegleitung, Netzwerköffnung und durch gemeinsames Lernen.

Literatur

Kojer, M., Heimerl, K. (2009): Palliative Care ist ein Zugang für hochbetagte Menschen – Ein erweiterter Blick auf die WHO-Definition von Palliative Care. (S. 154-161). Zeitschrift für Palliativmedizin 10 (03).

Müller, D. (2010): Im Gespräch mit Marina Kojer. Palliativbetreuung Demenzkranker ist mehr als Sterbebegleitung. In: Wir für Berlin. Zeitung für Mitglieder, Mitarbeiter & Freunde des UNIONHILFSWERK 16 (68). (S. 13). Berlin.

Müller, D. (2011): Der Einfluss des Personals auf Lebensqualität und Sterbekultur in Pflegeheimen. In: Kojer, M., Schmidl, M. (Hrsg.): Demenz und Palliative Geriatrie in der Praxis. Heilsame Betreuung unheilbar demenzkranker Menschen. (S. 173-184). Wien/New York: Springer.

Müller, D. (2011a): Sorge für Hochbetagte am Lebensende. Die Integration von Palliative Care in Berliner Pflegeheime als wichtiger Bestandteil kommunaler Palliativkultur. Wien: Master Thesis zur Erlangung des akademischen Grades Master of Advanced Studies „Palliative Care"/MAS. Institut Palliative Care und OrganisationsEthik der Fakultät für Interdisziplinäre Forschung und Fortbildung (IFF Wien), Alpen-Adria Universität Klagenfurt, Wien, Graz.

Internet

www.palliative-geriatrie.de
www.altershospizarbeit.de
www.fgpg.eu
www.palliative-geriatrie.de/newsletter

Katrin Grüber und Michael May

Was bedeuten Selbstbestimmung und Teilhabe am Lebensende für Menschen mit Behinderungen?[1]

Die Bedingungen von Menschen mit Behinderungen haben sich in den letzten Jahren nicht zuletzt als Folge der UN-Konvention über die Rechte von Menschen mit Behinderungen (UN-BRK) verbessert. Es ist selbstverständlicher geworden, sie mit Begriffen wie Autonomie, Teilhabe und Gleichberechtigung in Verbindung zu bringen und zu fragen, was sie in der Praxis bedeuten und was getan werden muss, um der Forderung nach der gleichberechtigten Teilhabe gerecht zu werden und für gleichwertige Lebensbedingungen zu sorgen.

Dabei ist es wichtig, sich vor Augen zu führen, dass es nicht den Menschen mit Behinderungen gibt. Es gibt Unterschiede als Folge der Beeinträchtigung und als Folge der Lebensumstände, die Teilhabe fördern oder behindern. Der Artikel fokussiert sich auf Menschen mit kognitiven Beeinträchtigungen, die in einer Einrichtung der Eingliederungshilfe leben. Das Spektrum an kognitiven Beeinträchtigungen ist groß und reicht von geringen Einschränkungen bis zu einer Situation, in der Menschen sich nicht lautsprachlich äußern können und darauf angewiesen sind, dass andere ihre Mimik und ihre Gestik interpretieren.

Anders als früher leben immer mehr ältere Menschen mit kognitiven Beeinträchtigungen in Einrichtungen. Immer mehr kommen ins Rentenalter,

---

[1] Erstveröffentlichung in: Wolfgang Beer, Georg Bloch-Jessen, Sabine Federmann, Georg Hofmeister (Hg.): Weichenstellungen an den Polen des Lebens. Übergreifende Ethische Fragen am Lebensanfang und Lebensende, Kassel 2018. © WOCHENSCHAU Verlag.

haben alterstypische Krankheiten (manchmal frühzeitig) und erreichen die letzte Lebensphase (Kostrzewa 2013, 30). Dies hat im Wesentlichen zwei Gründe. Zum einen ist fast eine ganze Generation von Menschen mit kognitiven Beeinträchtigungen Opfer der Vernichtungspolitik in den Zeiten des Nationalsozialismus geworden. Zum anderen gibt es Fortschritte in der Medizin. Das steigende Alter bedeutet eine neue Herausforderung für Einrichtungen als Organisation und Mitarbeitende als Personen. Zunehmend müssen sie sich mit den Themen Alterung, Zunahme von chronischer Erkrankung und damit Pflegebedürftigkeit sowie Gestaltung der letzten Lebensphase der Menschen, die bei ihnen wohnen, auseinandersetzen und einen guten und reflektierten Umgang entwickeln (vgl. Kostrzewa 2013 und Ritzenthaler-Spielmann 2017, 25).

Menschenbilder und Entscheidungen am Lebensende

Entscheidungen am Lebensende über ein intensiviertes Schmerz- und Symptommanagement, Abbruch der Behandlung, Verzicht auf künstliche Ernährung oder Beatmung und palliative Sedierung (vgl. Wicki et al. 2015) hängen entscheidend vom Menschenbild der handelnden Personen ab. Dies ist für Menschen mit starken kognitiven Einschränkungen besonders relevant, denn sie leben in einer Situation, die insbesondere wegen der damit verbundenen Abhängigkeit als so schwerwiegend angesehen wird, dass der Tod einem Leben in einer solchen Situation vorzuziehen ist. Dies wird in einer Broschüre des Bayerischen Staatsministeriums für Justiz deutlich. Um Menschen die Entscheidung über eine Vorsorgevollmacht zu erleichtern, werden zwei Alternativen genannt: „[…] zu den wenigen zu gehören, die nach jahrelanger Therapie in ein selbstbestimmtes Leben zurückkehren können – oder nur am Leben bleiben" (Bayerisches Staatsministerium der Justiz 2017, 29). Weiterhin wird gefragt:
> „Wie wirken Behinderungen anderer Menschen auf Sie? Wie gehen Sie damit um? Gibt es für Sie einen Unterschied in der Wertung zwischen geistiger und körperlicher Behinderung? Was wäre die schlimmste Behinderung, die Sie selbst treffen könnte?" (Staatsministerium der Justiz, 30)

Das kann so interpretiert werden, als sei es begründungsbedürftig, mit einer schweren Behinderung leben zu wollen. Tatsächlich gibt es eine Patientenverfügung, in der ein Mann mit Behinderung deutlich gemacht hat, dass er leben will und sich medizinische Maßnahmen wünscht.

> „Leute, die mich sehen, können sich immer nicht vorstellen, dass ich gerne lebe, aber das tue ich. Und deshalb möchte ich auch, dass alles medizinisch Mögliche für mich getan wird." (Zitat in Nicklas-Faust 2003,72)

Bell warnt in diesem Zusammenhang vor dem Instrument der Vertreterverfügung, die im Zuge der Einführung der gesundheitlichen Versorgungsplanung diskutiert wird. Es gäbe zwar eine Praxis, sie sei aber nicht zu legitimieren. Gerade bei Menschen, die sich nicht lautsprachlich äußern können, seien immer Zweifel angebracht. Die Antworten dürften nicht zu einseitig in die Richtung von lebensverkürzenden Maßnahmen ausfallen. Die Studie von Wicki und anderen stützt die Befürchtungen (Bell 2017).

Qualität der medizinischen Versorgung

Trotz der medizinischen Fortschritte ist die gesundheitliche Versorgung von Menschen mit einer kognitiven Beeinträchtigung durch eine Unterversorgung gekennzeichnet (Kostrzewa 2013). Dies betrifft insbesondere die Diagnostik. Die Zeit zwischen der Diagnose Krebs und dem Tod ist bei Menschen mit geistiger Behinderung deutlich kürzer als bei der Gesamtbevölkerung. Die Vermutung: die Erkrankung wird erst sehr spät erkannt (vgl. Caritasverband 2011). Nachholbedarf gibt es auch bei der Erkennung von Schmerz. Mitarbeitende von Einrichtungen der Eingliederungshilfe gehen häufig davon aus, dass Bewohner keine Schmerzen haben, auch bei schmerzrelevanten Krankheiten wie Krebs (vgl. Caritasverband 2011). Dies gilt auch für Ärzt*innen (Kostrzewa 2013). Das heißt, derzeit müssen viele Menschen mit geistiger Behinderung beim Sterben mehr Schmerzen ertragen als andere Menschen (vgl. Caritasverband 2011). Dabei können Menschen mit starken kognitiven Einschränkungen Schmerz mitteilen, wenngleich nicht immer und nicht immer verbal. Es gibt allerdings ebenso Menschen, die aufgrund einer eingeschränkten Körperwahrnehmung Schmerzen nicht benennen können oder sie nicht interpretieren können (vgl. Ferrell u.a. 1995, in: Caritasverband 2011, 43). Die Gruppe ist nach wie vor in Bezug auf die Versorgung von Schmerzmitteln unterversorgt (Kostrzewa 2013, 123). Auf der anderen Seite gibt es bei einer relativ hohen Zahl von Menschen mit kognitiven Beeinträchtigungen ein intensiviertes Schmerz- und Symptommanagement (Wicki et al. 2015, 10). Generell lässt sich feststellen, dass die Palliativversorgung die Perspektive von Menschen mit einer kognitiven Beeinträchtigung ausspart, wodurch es zu einer „palliativmedizinischen Unterversorgung" kommt (Kostrzewa 2013, 17).

Selbstbestimmung und Teilhabe in Einrichtungen der Eingliederungshilfe

Trotz aller Verbesserungen ist die Situation von Menschen mit einer kognitiven Beeinträchtigung in vielen Einrichtungen nach wie vor von einem hohen Maß an Fremdbestimmung gekennzeichnet. Die Rahmenbedingungen ermöglichen es nicht, zu entscheiden, oder es wird ihnen nicht zugetraut, sich entscheiden zu können. Sie werden nicht gefragt und bleiben in der Folge hinter ihren Möglichkeiten zurück (Underachievement) (vgl. Erhardt/Grüber 2011).

Auch am Ende ihres Lebens werden sie nicht gefragt und oft unterschätzt (Franke 2012). Sie sind wenn, nur eine Stimme unter vielen, weil Selbstbestimmung als Aushandlungsprozess unter vielen Beteiligten verstanden wird (Wicki et al., 11 und 26).

Lebensentscheidungen von Menschen mit kognitiven Beeinträchtigungen in der Stiftung kreuznacher diakonie – ein Erfahrungsbericht

Der folgende Erfahrungsbericht wurde aus der Perspektive eines Seelsorgers der Stiftung kreuznacher diakonie verfasst. In der Einrichtung leben 778

Menschen mit kognitiven Beeinträchtigungen in unterschiedlichen Wohnformen. Im Zentrum stehen die von der Stiftung entwickelten Grundsätze zur Sterbebegleitung, ihre Implementierung sowie ihre Chancen und Grenzen in konkreten Entscheidungsprozessen am Lebensende. Als Fallbeispiel kann es nicht ohne weiteres auf andere Einrichtungen übertragen werden. Schlussfolgerungen sind aber möglich. So folgt am Ende des Beitrags ein Ausblick auf die Anforderungen für Einrichtungen der Eingliederungshilfe und das Gesundheitssystem, strukturell und inhaltlich Dinge zu verändern, damit die Selbstbestimmung und Teilhabe von Menschen mit kognitiven Beeinträchtigungen am Lebensende ermöglicht wird.

Grundsätze für die Begleitung von Sterbenden

Schon vor zehn Jahren haben die Geschäftsbereiche der damaligen Behindertenhilfe der Stiftung kreuznacher diakonie ihre Erfahrungen und leitenden Werte zum Thema Sterbebegleitung zusammengetragen. Anlässe waren u.a.
- die häufige Beobachtung, dass Ärzt*innen und rechtliche Betreuer*innen ohne Beteiligung von Bewohner*innen Entscheidungen trafen. Häufig wurde auf Wunsch des Betreuers/der Betreuerin oder auch aus dem Team heraus dem/der Bewohner*in ihre Situation verschwiegen. Teams der Wohngruppen wurden nicht einbezogen. Es gab keinen strukturierten Prozess, in dem die medizinischen, pflegerischen und psychosozialen Belange von Bewohner*innen Berücksichtigung fanden,
- Menschen mit infauster Prognose wurden in der Regel in Häuser mit Pflegeschwerpunkt verlegt. Ein Drittel der Menschen sterben im Krankenhaus, zwei Drittel versterben in den Wohneinrichtungen,
- die Unsicherheit bei Mitarbeitenden zum Umgang mit der Situation.

Unter Beteiligung von Mitarbeitenden, Bewohner*innenräten, Ärzt*innen und Seelsorgenden wurden Grundsätze für die Begleitung von Sterbenden in den Einrichtungen der Behindertenhilfe der Stiftung kreuznacher diakonie erarbeitet. Sie sollten zum einen nach innen hin zu verbindlichen Strukturen der Sicherung der Teilhabe von Bewohner*innen in der letzten Lebensphase führen und die Qualität und Struktur der Phase beschreiben. Nach außen hin sollten sie Angehörigen, externen Ärzt*innen und rechtlichen Betreuer*innen gegenüber darstellen, wofür die Stiftung steht und welche Beteiligungsmöglichkeiten es für Menschen mit Beeinträchtigungen gibt. Hier einige Auszüge aus den Grundsätzen:

- „Wir achten das Selbstbestimmungsrecht des sterbenden Menschen. Dazu gehört auch, dass er das Recht hat, über seine gesundheitliche Situation Bescheid zu wissen.
- Bei unseren Entscheidungen und Handlungen nehmen wir die individuellen Ängste von Menschen im Sterbeprozess ernst.
- Bewohner/-innen sollen in vertrauter Umgebung, d. h. in ihren Wohnungen oder Zimmern sterben dürfen, soweit es ihr Wunsch und dies medizinisch-pflegerisch und von der Infrastruktur her zu leisten ist.
- Wir wirken darauf hin, auf lebensverlängernde Maßnahmen zu verzichten, wenn das unausweichlich gewordene Sterben dadurch hinausgezögert wird. Ein solcher Verzicht ist für uns besonders dann verpflichtend, wenn der/die Bewohner/-in im Bewusstsein der Tragweite dieser Entscheidung dies ausdrücklich als ihren/seinen Willen erklärt.
- Sollte eine Willenserklärung in Form einer Patientenverfügung oder Vorsorgevollmacht vorliegen, ist diese für uns verbindlich.
- Der Verzicht auf lebensverlängernde Maßnahmen ohne Einwilligung des/der Betroffenen und ohne vorliegende Patientenverfügung erfordert die Ermittlung seines/ihres mutmaßlichen Willens. Dieser ergibt sich aus den Gesamtumständen, insbesondere früheren Erklärungen seiner/ihrer Lebenseinstellung, seiner/ihrer religiösen Überzeugung, seiner/ihrer Haltung zu Schmerzen und zu schweren Schädigungen in der ihm/ihr verbleibenden Lebenszeit. In die Ermittlung des mutmaßlichen Willens sollen die Angehörigen, die gesetzlichen Betreuer*innen, die mit der Versorgung betrauten Mitarbeitenden und ggf. nahestehende Personen einbezogen werden. Über die weitere Behandlung sollen die behandelnden Ärzt*innen, die gesetzlichen Betreuer*innen und/oder Angehörige bzw. nahestehende Personen, die Mitarbeitenden der Wohngruppen und hinzuzuziehende Fachdienste

gemeinsam beraten und eine Empfehlung aussprechen. Über dieses Gespräch ist ein Protokoll abzufassen.
- Uns ist wichtig, Menschen mit Behinderungen durch wahrheitsgemäße Information, weitestgehend selbstständige Entscheidungen zu ermöglichen. Dabei orientieren wir uns an ihren Wünschen, ihren Fähigkeiten und an ihrer Situation und tragen vorhandenen Ängsten Rechnung. Wir nehmen uns Zeit für solche Gespräche und Beratungen. Angehörige und/ oder gesetzliche Betreuer*innen sowie die Mitarbeitenden sind mit einzubeziehen."

Erfahrungen mit Entscheidungsprozessen am Ende des Lebens

Die Erfahrung in der Stiftung kreuznacher diakonie zeigt: Entscheidungsprozesse am Ende des Lebens sind personenabhängig und kontextabhängig.

Mit personenabhängig ist die Abhängigkeit von einzelnen Personen bei Entscheidungen zu Fragen am Lebensende gemeint. In der Stiftung ist dies insbesondere der/die Betreuer*in. Angehörige als Betreuer*in sind die Ausnahme, da die überwiegende Mehrheit der älteren Bewohner*innen keine Angehörigen oder keinen Kontakt mehr zur Familie hat. Dies unterscheidet sich von der Situation, die Ritzenthaler-Spielmann beschreibt. In dieser befinden sich vornehmlich Angehörige in der Entscheidungssituation mit dem Arzt (vgl. Ritzenthaler- Spielmann 2017, 184).

In der Stiftung kreuznacher diakonie hat die Mehrzahl der ehrenamtlichen und hauptamtlichen Betreuer*innen keinen persönlichen Bezug zu den sterbenden Menschen. Hauptamtliche Betreuer*innen (z.B. Rechtsanwält*innen) sind selten vor Ort und deshalb schwer in Entscheidungsprozesse einzubinden. Viele der ehrenamtlichen Betreuer*innen fühlen sich mit den existentiellen Entscheidungen am Ende des Lebens überfordert. Deshalb vertrauen sie dem Rat der Ärzt*innen und fragen nicht nach dem mutmaßlichen Willen des Betroffenen.

Kontextabhängig meint, dass institutionelle Werte (implizit oder wie bei der kreuznacher diakonie explizit) bei Entscheidungen am Ende des Lebens eine Rolle spielen und verschiedene Stakeholder einbezogen werden. Insbesondere

Betreuer*innen, die aus einem Betreuungsverein kommen, initiieren Beteiligungsprozesse vor Ort (vgl. Ritzenthaler-Spielmann 2017, 185).

Im Folgenden wird jeweils ein paradigmatisches Beispiel für einen personenabhängigen und einen kontextabhängigen Entscheidungsprozess beschrieben.

Personenabhängiger Entscheidungsprozess: Sterben im Krankenhaus[2]

Frau P., 71 Jahre, keine aktive Sprache, baut ohne ersichtlichen Grund in kurzer Zeit ab und wird pflegebedürftig. Sie entwickelt eine Pneumonie und spricht nicht auf eine normale Antibiotikatherapie an. Der behandelnde Hausarzt entscheidet, dass sie unbedingt ins Krankenhaus muss. Im Krankenhaus verschlechtert sich ihr Zustand, sie muss beatmet werden. Bezugsmitarbeiter besuchen Sie immer wieder im Krankenhaus und bekommen dort mitgeteilt, dass der hauptamtliche Betreuer mit den Ärzt*innen vereinbart hat, die Beatmung und alle weitere Therapie solle beendet werden. Das Krankenhaus informiert die Gruppe über die Abschaltung der Geräte am nächsten Tag. Im Beisein von Teamleiterin und Seelsorgerin verstirbt Frau P. kurze Zeit nach dem Abschalten.

Die Erfahrung der kreuznacher diakonie zeigt, dass sich Ärzt*innen im Krankenhaus mit einer Diagnose und Therapieempfehlung in der Regel an die Betreuer*innen wenden und die Bezugsmitarbeiter*innen der Einrichtungen, die den Menschen schon länger kennen, nicht einbeziehen. Sie fragen die Menschen mit einer kognitiven Einschränkung, die in eine stationäre Einrichtung kommen, nicht selbst – auch bei gegebener Sprachfähigkeit, da sie sie als nicht oder nur sehr beschränkt urteilsfähig einschätzen. Bezugsmitarbeiter*innen dienen oft nur der Übermittlung von getroffenen Entscheidungen.

---

[2] Vgl. Ritzenthaler-Spielmann 2017, 201.

Bei End-of-life-Entscheidungen ist die Erhebung des mutmaßlichen Patientenwillens in Form eines Gesprächs auch mit Vertreter*innen des Teams die Ausnahme. Es spielen nur die Werte der Mitarbeitenden im Krankenhaus eine Rolle, nicht hingegen die der Einrichtung, in der der Mensch gelebt hat, und nicht die Erfahrungen, die die Mitarbeitenden mit dem Menschen gemacht haben und aus denen ggf. seine Vorstellungen abgeleitet werden können.

Kontextabhängiger Entscheidungsprozess: Sterben in der Wohngruppe einer Einrichtung[3]

Herr T., 56 Jahre, mittelgradige geistige Behinderung, kaum Beziehung zu seinen Angehörigen, aktiv sprachfähig, hat immer schon sehr wenig und auch nur ausgewählte Sachen gegessen und getrunken. Nun verweigert er die Nahrungsaufnahme und trinkt nur noch wenig. Er nimmt schnell ab und kann das Bett nicht mehr verlassen. Das Mitarbeitenden-Team kommt mit der Situation schlecht zurecht, weil sie mit ansehen müssen, wie er immer schwächer wird, aber sie ihm nicht helfen können. Der behandelnde Hausarzt und der Heimarzt beschließen, dass hier eine PEG-Sonde nötig ist. Im Teamgespräch weisen die Mitarbeitenden darauf hin, dass Herr T. seinen Willen sehr gut artikulieren kann. Nach Rücksprache mit dem gesetzlichen Betreuer, spricht der Heimarzt mit Herrn T. und weist ihn darauf hin, dass wenn er diese PEG-Sonde nicht nehmen wird, er vielleicht sterben muss. Herr T. weigert sich eine PEG-Sonde legen zu lassen. Gemeinsam mit dem Team und dem Betreuer entscheiden nun die Ärzt*innen, darauf zu verzichten und stattdessen das SAPV-Team und den ambulanten Hospizdienst einzuschalten. Herrn T. werden nun Nahrungs- und Getränkeangebote gemacht, was das Mitarbeitenden-Team sehr entlastet.

Bezugsmitarbeitende begleiten unter Umständen Bewohner*innen jahreund jahrzehntelang. Familienangehörige wohnen oft weit weg, haben spärlichen Kontakt oder die Beziehungen sind ganz abgebrochen und deshalb

---
[3] ebd., 202.

sind sie selten in solchen Entscheidungszusammenhängen anzutreffen. Daher nehmen Bezugsmitarbeitende der kreuznacher diakonie gegenüber Ärzt*innen, aber auch gegenüber Betreuer*innen eine anwaltschaftliche Funktion wahr. Gerade dann, wenn eine schwere kognitive Beeinträchtigung vorliegt und die Menschen sich nicht lautsprachlich artikulieren können, sind oft nur Mitarbeitende in der Lage zu beschreiben, in welchen Situationen sich der/die Bewohner*in wohlfühlt oder sie als Belastung empfindet, genauso wie was ihm wichtig ist und wie sein/ ihr Schmerzempfinden ist.

- In der Gruppensituation eröffnet die Anwendung der Grundsätze zur Sterbebegleitung Räume, in denen Bewohner*innen mit ihrem Anliegen anders und tiefer wahrgenommen werden können.
- Die Grundsätze geben den Mitarbeitenden Rückhalt und stärken sie in der Kommunikation mit Ärzt*innen und Betreuer*innen.

Dies hat Konsequenzen: Bewohner*innen werden nur noch in Ausnahmefällen in der Palliativ-Phase auf Pflegegruppen verlegt, d. h. sie können in der Wohngruppe und damit im vertrauten Umfeld sterben.

Anpassung an Veränderungen

In den vergangenen zehn Jahren hat sich vieles inhaltlich und strukturell verändert. Dies betrifft die Wohnformen, d.h. die Stiftung hat mehr kleine dezentrale Wohneinheiten eingerichtet. Im Bereich der Palliativmedizin hat es Fortschritte gegeben, wie sich an der spezialisierten ambulanten Palliativversorgung (SAPV) zeigt. Sie ermöglicht ein Sterben in der vertrauten Umgebung auch dann, wenn ein spezialisiertes Palliativteam notwendig ist. Bisher sind die Stiftung kreuznacher diakonie, das kreisweite SAPV-Team, der ambulante Hospizdienst und weitere Institutionen kaum vernetzt. Dies wäre aber notwendig, um u. a. das standardisierte Beteiligungsverfahren und das ethische Beratungsverfahren mit den eigenen Grundlagen abzugleichen.

Außerdem gibt es Erkenntnisse aus dem Palliative-Care-Ansatz. Sie besagen, dass der Sterbeprozess bereits mit der Rehabilitationsphase (vgl. Jonen

Thielemann, 2007) beginnt. Spätestens hier sollte der Klient*innenwille in Bezug auf Wünsche für das Lebensende erhoben werden. Bei der kreuznacher diakonie beginnt der Prozess allerdings früher. Im Rahmen einer ausführlichen Biographiearbeit können Bewohner*innen Aussagen zu ihren Einstellungen zum Leben und ihren Erwartungen am Lebensende machen. Dieses wurde dann mithilfe der ‚Zukunftsplanung am Lebensende' (Förderverein für Menschen mit geistiger Behinderung e. V. , 2013) schriftlich fixiert. Der § 132g des Hospiz- und Palliativgesetzes „Gesundheitliche Versorgungsplanung für die letzte Lebensphase" wird es Einrichtungen der Eingliederungshilfe ermöglichen, mit finanzieller Unterstützung der Krankenkassen Advance-care-planning strukturell zu verankern. Diese Möglichkeiten will die Stiftung nutzen.

All dies veranlasst die Stiftung kreuznacher diakonie dazu, in einen neuen Prozess einzusteigen, um sowohl die Grundsätze als auch die Strukturen und Prozesse anzupassen.

Ausblick

Gegenwärtig halten die strukturellen, personellen und konzeptionellen Entwicklungen der Einrichtungen den Bedürfnissen alter und sterbender Menschen mit kognitiver Beeinträchtigung nicht stand. Es gilt die drängenden Herausforderungen, Sterbeund Trauerbegleitung, als Teil einer ganzheitlichen Lebensbegleitung anzuerkennen und eine angemessene Sterbekultur zu entwickeln, sodass Menschen mit kognitiver Beeinträchtigung möglichst viele Entscheidungen selbst treffen können.

Grundsätze für eine Begleitung von Sterbenden und ein Palliativ-Care-Konzept, die in der Praxis implementiert sind, unterstützen in stationären Einrichtungen der Eingliederungshilfe die Bewusstseinsbildung der Mitarbeitenden. Ein multiprofessionelles Ethikgremium hilft Mitarbeitenden, Angehörigen, Betreuer*innen und Ärzt*innen dabei, die verschiedenen Perspektiven zu beleuchten und zu reflektieren. Im Zentrum muss aber der Wille des sterbenden Menschen stehen.

Auch wenn es Mitarbeitende gibt, die Bewohner*innen schon lange begleiten, so überschauen viele nur eine geringe Spanne des Lebens. Ihre/seine Einstellung zum Leben beurteilen sie deshalb oft auf ausschließlich der Grundlage der aktuellen Eindrücke und nicht von früheren Haltungen des/der Betroffenen. Eine Biographiearbeit im Sinne des Advance-care-planning im Netzwerk mit den oben genannten Institutionen ist deshalb sinnvoll. Besondere Vorsicht ist bei den Menschen angesagt, die sich nicht lautsprachlich äußern können und die auf Interpretationen ihrer Äußerungen durch andere angewiesen sind.

Um die Situation zu verbessern, ist es einerseits notwendig die Diagnostik zu verbessern, auch durch eine besondere Aufmerksamkeit dem/der Betroffenen gegenüber und durch die palliative Behandlung von Schmerzen bei Menschen mit geistiger Behinderung. Andererseits ist es nötig, die Praxis der Palliativmedizin und -pflege um die Perspektive von Menschen mit kognitiven Beeinträchtigungen zu erweitern. Hierbei sind insbesondere Reflexionen über das Menschenbild wichtig, damit nicht selbstverständlich angenommen wird, ein Leben mit einer (komplexen) kognitiven Beeinträchtigung sei kein lebenswertes Leben.

Entscheidungen am Lebensende dürfen nicht darauf reduziert werden, welche medizinischen Maßnahmen nicht mehr durchgeführt werden sollen. Auch der Gesetzestext von §132 g HPG nennt die unterschiedlichen Aspekte der Versorgung, d. h. die „palliativ-medizinischen, palliativ-pflegerischen und psychosozialen". Selbstbestimmung sollte nicht auf die Frage des Todeszeitpunkts reduziert werden. In Zukunft sollte weniger mit Annahmen und mehr mit Zweifeln gearbeitet werden, wenn sich der Sterbende nicht selbst äußern kann. Es ist nicht alles vorher zu bestimmen. Gerade deshalb sind die Begleitumstände des Sterbens so entscheidend.

Literatur

Bayerisches Staatsministerium der Justiz (2017): Vorsorge für Unfall, Krankheit und Alter, S. 30; www.ethikzentrum.de/downloads/bayernbroschuere.pdf (zuletzt aufgerufen am 04. 12. 2017)
Bell, B. (2017): Im Zweifel für das Leben. Ein Beitrag zur Debatte um Advanced Care Planning. In: Teilhabe 2/2017, Jg. 56, S. 62 – 67
Bundesvereinigung Lebenshilfe für Menschen mit geistiger Behinderung (Hg.) (2005): Stellungnahme der Bundesvereinigung Lebenshilfe für Menschen mit geistiger Behinderung e. V. (Marburg) zum Entwurf eines 3. Gesetzes zur Änderung des Betreuungsrechts
Caritasverband für die Diözese Augsburg e. V. (Hg.) (2011): In Würde. Bis zuletzt. Hospizliche und palliative Begleitung und Versorgung von Menschen mit geistiger Behinderung. Augsburg
Erhardt, K. /Grüber, K. (2011): Teilhabe von Menschen am Leben in der Kommune. Freiburg i. Br. Franke, E. (2010): Palliative Care bei Menschen mit geistiger Behinderung. In: Kränzel, S. et al., Palliative Care, Heidelberg, S. 331 – 338
Förderverein für Menschen mit geistiger Behinderung Bonn e. V. (Hg.) (2013): Zukunftsplanung am Lebensende. Bonn
Jonen-Thielemann, I. (2007): Die Terminalphase. In: Lehrbuch der Palliativmedizin. Stuttgart, S. 1019 – 1028
Kostrzewa, S. (2013): Menschen mit geistiger Behinderung palliativ pflegen und begleiten. Palliative Care und geistige Behinderung. Bern
Palliativstützpunkt Rheinhessen-Nahe (o. J.): Informationen für amb. Pflegedienste/ stationäre Pflegeeinrichtungen; http://www. palliativstuetzpunkt-kh.de/fuer-fachdienste/ (zuletzt aufgerufen am 04. 12. 2017)
Nicklas-Faust, J. (2003): Eine Untersuchung zu Akzeptanz und Verbreitung von Patientenverfügungen bei Hämodialysepatienten in Deutschland, Dissertation. www.diss.fu-berlin.de/diss/servlets/MCRFileNodeServlet/FUDISS_derivate_000000001161/00_autor.pdf ?hosts= (zuletzt aufgerufen am 04. 12. 2017)
Ritzenthaler-Spielmann, D. (2017): Lebensentscheidungen bei Menschen mit einer kognitiven Beeinträchtigung, Bad Heilbrunn
Stiftung kreuznacher diakonie (2011): Sterben zulassen. Empfehlungen zur Änderung des Therapieziels von kurativer zu palliativer Therapie im Geschäftsfeld Krankenhäuser und Hospize der Stiftung kreuznacher diakonie, 2. überarbeitete Auflage 2017; www.kreuznacherdiakonie.de/fileadmin/redaktion/Dachseite_Stiftung_kreuznacher_diakonie/Downloads/Positionspapiere/a5_sterben_zulassen_8_17-4.pdf (zuletzt aufgerufen am 06.09.2018)
Wicki, M. T. /Meier, S. /Adler, J. (2015): Palliative Care für Menschen mit einer intellektuellen Behinderung. Handlungsbedarf und Maßnahmenvorschläge. Bericht im Auftrag des Bundesamts für Gesundheit BAG

Gerda Graf

Welche Herausforderungen stellen sich für die Hospizarbeit in Bezug auf die weitere Mitgestaltung von Gesellschaft und Politik?

Die Initiatoren der Tagung haben mit „ Gut gemeint – gut gemacht." als Fragestellung an die Referenten eine kritische Reflexion intendiert. In ihrer Einladung beschreiben sie das Ziel „... die gut gemeinte Begleitung mit dem realen Schrecken des Todes zu konfrontieren." „Überversorgung" soll dabei ebenso thematisiert werden wie die Frage des „Raumes für die Hospizarbeit" und das in Beziehung zu den Herausforderungen. Zur Konkretisierung bedarf es der Rückschau, der gegenwärtigen Konstruktion und der daraus abzuleitenden Vision.

Einbinden möchte ich Nachdenkliches durch Philosophen, die dazu anregen. So zitiere ich Rainer Marten (89-jähriger Philosoph aus Freiburg in „Hohe Luft" Ausgabe 3/2018 S. 33 – 37 im Interview mit Thomas Vasek), der den Tod bezeichnet als das – was es braucht um zu leben. „Das Leben selbst braucht den Tod, das Einanderverlassen, das Sichverlassen." Dieser Gedankengang stellt zugleich die Herausforderung dar, die die Hospizbewegung sich von Beginn an auferlegt hat: das Leben von der Sterblichkeit aus betrachten. So lässt sich die Herausforderung in der Rückschau belegen – durch die unwürdigen Zustände am Lebensende in den 1970er, 1980er Jahre: Mit der Begründung, nichts mehr tun zu können, durften die Menschen – abgeschoben in Badezimmer, Besenkammern oder auf den Flur der Krankenhäuser – sich verlassen. Diese Verlassenformel nicht hinnehmend, sondern aus dem Wunsch heraus „ einander verlassen können", entwickelte sich die Bürgerbewegung Hospiz – eine Demonstration als Gegenbewegung zu „schlecht zu Tode zu kommen". Nachahmenswert erschienen hier die Modelle, die Kübler-Ross und Cicely Saunders entwickelten um Sterben, Tod und Trauer wieder gesellschaftsfähig zu machen. Zunächst verkannt von Kirchen und Wohlfahrtsverbänden, die den Gedanken reduzierten auf den Begriff „Sterbekliniken", zeigte die Bürgerbewegung Hospiz Zivilcourage, stellte sich der damaligen Herausforderung und bot den Ansatz einer unbezahlbaren Mitmenschlichkeit – die absichtslos und ehrenamtlich handelte. Dem aufkeimenden Prozess der Nachbarstaaten „Aktive Sterbehilfe" einzuführen wurde Einhalt geboten.

In vielen Diskussionen und Vorträgen positionierte sich der Deutsche Hospiz- und PalliativVerband gegen jede Form der aktiven Sterbehilfe. Mit der Etablierung hospizkultureller Maßnahmen und adäquaten Formen der palliativen Versorgung bot die Bürgerbewegung den Menschen am Lebensende die Möglichkeit, das Leiden lindernd, ihr Leben bis zum Ende aushaltbar zu gestalten.

So gab die Hospizbewegung den Menschen, die keine Kraft mehr hatten, eine Stimme: Sterbenskranke erhielten gesellschaftlich–politisch durch die interdisziplinäre Hospiz- und Palliativarbeit ein Stimmrecht für gesetzliche Grundlagen. Leider wurde dem englischen Vorbild, das von Beginn an *hospice and palliativ* gemeinsam dachte und dementsprechend umsetzte, nicht Folge geleistet. In Deutschland lernte die Bürgerbewegung Hospiz sich politisch-aktiv einzusetzen. Und immer waren und sind es Menschen – ob in politischen Gremien, bei der Spitzenverband der Gesetzlichen Krankenversicherung (GKV) und in der Bundesärztekammer, die, durch eigene Sterbeerlebnisse beeinflusst, den hospizlich engagierten Bürgern Zutritt verschafften, ob zum Ethikrat, Anhörungen in Ausschusssitzungen bis hin zur Etablierung des Interfraktionellen Gesprächskreises (IFG) durch die Schirmherrin Prof. Dr. Däubler- Gmelin. Die Glaubwürdigkeit der Hospizbewegung manifestierte sich in „Wir wollen doch kein Verein sein – der Ewigkeit dienend—unabdingbar sein zu wollen – sondern darin: die Gesellschaft verändernd sich überflüssig machen zu wollen."

Die gegenwärtige Konstruktion zeigt trotz gesetzlicher Grundlagen eher eine leichte Entfernung von diesem Ziel: §39a / palliative Versorgung durch SAPV / § 132 gSGB V münden in ein HPG, wo wir heute von einer „Behandlung im Voraus planen" sprechen. Wir versuchen den lebendigen Sterbeprozess zu organisieren, zu bürokratisieren und zu formalisieren.

Albert Schweitzer wird von Erich Fromm in „Haben oder Sein" zum Thema „Organisation" wie folgt zitiert: „Dass die Gesellschaft durch ihre ausgebildeten Organisationen eine bislang unbekannte Macht im geistigen Leben geworden sind – so ist seine Unselbständigkeit ihr gegenüber derart, dass er schon aufhört, ein geistiges Eigendasein zu führen. Die Überorganisierung unserer öffentlichen Zustände läuft auf ein Organisieren der Gedankenlosigkeit hinaus."

Haben wir nicht, selbst auf dem Hintergrund der gewiss notwendenden Gesetzgebung, einen „Sterbetourismus" eingeführt, der den einzelnen Menschen übersieht? Beispiel: Ein Mensch kommt ins Krankenhaus –aufgrund der Diagnose „sterbenskrank" – von der Inneren Abteilung auf die Palliativstation – nach Hause – eingebettet in Überversorgung (?) – ins Pflegeheim – und dann noch ins Stationäre Hospiz – der Gipfel von Sterbetourismus!

Viele von Ihnen können Beispiele bringen aus einer anderen Perspektive. Diese heutigen Ereignisse zeigen den Weg bzw. die Herausforderungen der Zukunft. Ich persönlich glaube nicht, dass es eine „Überversorgung" gibt – wenn, dann gibt es eine schlecht abgestimmte unter den sog. Leistungsträgern entsprechend der Abrechenbarkeit. Da lohnt die Frage, ob das Erreichte dem Menschen dient! Wo bleibt der selbstlose Blick auf den Sterbenden oder schielen die unterschiedlichen Akteure multidisziplinär nach Abrechenbarkeit? Das heißt für mich: Wie gehen wir mit den vielfältigen positiven Resonanzen der Gesellschaft um – wie hat sich Gesellschaft verändert?

Halten wir einmal kurz inne:

Gerda Graf

Innehalten

„*Wir haben Sterbende begleitet,
Angehörige unterstützt
und Hinterbliebene getröstet.*

*Wir haben Ehrenamtliche gesucht,
gefunden und qualifiziert.*

*Wir haben Kinder ernst genommen,
Fragen beantwortet
und ihnen eine Sprache gegeben.*

*Wir haben Fehler gemacht,
korrigiert und daraus gelernt.*

*Wir haben Tabus gebrochen,
das Sterben aus seiner dunklen Ecke geholt
und dem Leben eine neue Wertschätzung
gegeben.*

*Wir haben informiert, diskutiert und ermutigt.
Wir haben geweint, Tränen getrocknet
und immer wieder gelacht.*

*Wir haben Gesellschaft menschlicher gestaltet,
Politik gefordert
und die Stärken von Kirchen genutzt.*

*Wir haben Schmerzen gelindert,
der Ohnmacht Kreativität entgegengesetzt
und uns dem Geheimnis schweigend genähert. Wir sind noch nicht fertig.
Wir werden auch alles weiter tun.*" [1]

---

[1] aus „Sterben Leben", Gedanken und Erfahrungen aus der Hospizarbeit, herausgegeben von der Hospizbewegung Düren-Jülich e. V., Verlag Hüsch & Hüsch, Aachen

Die Weiterentwicklung der Hospizarbeit braucht qualifiziertes Ehrenamt als stabilisierenden, neutralen, integralen, mahnwachenden Faktor. Da heißt es, sich einmischen im Sinne von Empörung zeigen über aufkommende Egoismen, die stolz auf Selbstoptimierung sind und den Anderen nicht mehr wahrnehmen.

Der Philosoph Levinas fordert uns auf zu einer spirituellen Sorge, die einhergeht mit Lebenssinn und Lebensschönheit für den Einzelnen. Er fordert die bedingungslose Annahme des Anderen, die in eine Sorgekultur (Heller) mündet, die sich erfahrbar macht im Tun und zu einer hospizlichen Haltung führt. Levinas: „Ich bin es, der den Anderen trägt, der für ihn verantwortlich ist ... – ... Die Verantwortlichkeit ist das, was ausschließlich mir obliegt und was ich menschlicher Weise nicht ablehnen kann. Diese Last ist eine höchste Gnade des Einzigen. Ich, nicht auswechselbar, ich bin einzig in dem Maß, in dem ich verantwortlich bin." (Emanuel Levinas, Versuche über das Denken an den Anderen, München / Wien, Carl Hanser.

Der pervertierte „Ich"–Gedanke ist leistungsorientiert, abrechenbar und disqualifiziert den Menschen zum Eroberer von Macht und Geld: ein Goliath gegenüber der kleinen Bürgerbewegung Hospiz!

Die Sehnsucht nach Autonomie ist gleichsam der Irrtum, ohne den Anderen zu sein. Woran – wenn nicht am Anderen – haften wir denn, in welchen Bindungen und Lebensformen leben wir denn?

Wir brauchen eine Perspektivenvarianz, sollten lernen, Autonomie zu überdenken im Sinne der Selbsthaftigkeit, d. h. auch Unabhängigkeit betrachten mit dem Blickwinkel der Gabe – geben helfen. Recht vorschnell werden soziale, pflegerische Berufungen bzw. Ehrenamtliche mit dem Helfersyndrom belegt – hier eine Annäherung von Rainer Marten – bei der Frage: „Kann ich meinem Leben Sinn geben, indem ich von anderen gebraucht werde? Ich fange selbst mit dem Leben etwas an, und weil das Leben geteilt ist, fange ich es selbsthaft mit dem anderen an... Wenn einem der Andere wichtiger ist als man selbst, dann liegt man schon mal richtig. Die Mutter belehnt das Neugeborene mit Selbsthaftigkeit. Ein Demenzerkrankter kann nichts mehr zurückgeben.

Aber der Pfleger, der intuitiv kundig ist und die Lebenskunst wie von selbst betreibt, der bekommt etwas zurück, weil er den Menschen mit einem Selbst belegt hat. Ein schönes Beispiel, übertragbar auf das, was Hospizarbeit auszeichnet und für die Zukunft bewahrt werden muss.

So lautet die Herausforderung im Fazit:
- Zurück zum Samenkorn der Bürgerbewegung Hospiz in Anerkennung der Helfensbedürftigkeit (Dörner), um nicht nur die Hilfsbedürftigkeit zu nennen
- Herausforderung der Überprüfung des bisher Erreichten unter dem Gesichtspunkt des Nachdenkens, dem Raum und Zeit gegeben wird in allen Diensten: örtlich bzw. kommunal, auf Landes- und Bundesebene
- Die Bewahrung des Vielfältigen im hospizlichen Kontext, auch, damit Ehrenamt ein stabiles, anerkennendes und integratives Fundament erhält auf dem Weg dahin, die Gesellschaft zu verändern. Ein Beispiel gelebter hospizlicher Integration ist „Hospiz macht Schule".
- Die Herausforderung der stetigen Weiterentwicklung: beforschen, bilden, begleiten, d. h. dem bereits Erfahrenen weitere Strukturen geben durch eine sorgende Kultur, die schon vor dem Lebensende greift, z.B. Sorgekultur.

Die Frage nach „Gut gemeint – gut gemacht?" ist nur so visionär weiter zu entwickeln, wenn wir unser Selbst-Verständnis im Sinne von Selbsthaftigkeit reflektieren und so folgen, dass Hospiz das Versprechen bleibt, die Zukunft somit zu gestalten wie Dr. Baumann-Hölzle es beschreibt:

„... Doch solange Menschen bereit sind, zu hören, zu schauen, zu staunen und zu lieben, solang ist die Welt noch nicht verloren. Wer heute hinschaut und hinhört, ist empört, muss aufstehen, Stellung beziehen und sich auf den Dialog mit Andersdenkenden einlassen." Nur so können wir die Zukunft im Sinne von Hospizkultur weiterentwickeln. Herausforderung bedeutet, kritisch zu reflektieren, was bisher erreicht wurde, sich empören, wenn die monetären Einflüsse die mitmenschliche Gestaltung so beherrschen, dass die unbezahlbare Zuwendung verlorengeht.

So wünschen ich Ihnen die Wachsamkeit des Mahnwachenden.

AUS DEN ARBEITSGRUPPEN

Annette Oetjen

Nach langer Krankheit plötzlich und unerwartet?! Was ist ein „plötzlicher" Tod? – (Gut gemeinte) Hilfen

Arbeitsgruppe 3

Sind plötzliche Todesfälle nur die, die wir sofort im Kopf haben – Unfälle, Herzinfarkt, und andere Katastrophen? Oder kommt für Angehörige von schwerstkranken Menschen, mit einem langen Leidensweg bzw. einem langen Sterbeprozess, der Tod dann doch plötzlich?

Aus diesen Überlegungen heraus, stellte ich folgende Fragen für die Gruppenarbeit:
1. Schließt ein langer Sterbeprozess aus der Sicht der Angehörigen/Hinterbliebenen die Rede von einem plötzlichen Tod aus? Verliert der Tod seine „Plötzlichkeit" nach einem langen Sterbeprozess? Welche Erfahrungen haben Sie zu dem Thema gemacht?
2. Was würden Sie sich in der Rolle als Hinterbliebene/Hinterbliebener für Hilfen wünschen?
3. Welche Hilfen und Möglichkeiten der Unterstützung können Sie als Begleiter den Hinterbliebenen anbieten?

Aus den Gruppenarbeiten ergaben sich folgende Erkenntnisse und Anregungen:
- Der Tod kommt für Angehörige immer plötzlich, auch nach langer Erkrankung.
- Plötzlichkeit wird individuell empfunden.
- Plötzlich ist ein Gefühl – nicht nur eine Zeitangabe.

- Plötzlich:
- Wenn es noch Unausgesprochenes gibt.
- Wenn es gerade eine „Gute Zeit" war.

Hilfen und Möglichkeiten zur Unterstützung:
- Verlässlicher Wegbegleiter sein
- Allein sein – wenn Betroffene es möchten
- Rituale
- Ermutigen zum bewussten Abschied nehmen
- Austausch und Akzeptanz
- Individualität der Trauer zulassen
- Verständnis
- Gehalten werden/Da sein
- Stille
- Zeit
- Kontakt zulassen
- Zuhören
- Hilfestellung geben
- Aushalten
- Gesprächsbereitschaft signalisieren
- Nah sein – Achtsam sein
- Grundfragen beantworten (z.B. zur Beerdigung …)
- Trauerkreis, Trauercafé …
- Sterbe- und Trauerbegleitung trennen

Barbara Weißbrich

Der kleinste Hauch kann Dinge in Bewegung setzten – Hospizdienst in einer stationären Pflegeeinrichtung

Arbeitsgruppe 4

Grundlage des Workshops war die Verabschiedung des Gesetzes zur Verbesserung der Hospiz- und Palliativversorgung in Deutschland (HPG) am 8. Dezember 2015. Eine Fachgruppe des Deutschen Hospiz- und Palliativverbands (DHPV) formulierte daraus Empfehlungen zur „Hospizkultur und Palliativmedizin in stationären Pflegeeinrichtungen" zur Zusammenarbeit und Kooperationsgestaltung von Mitgliedseinrichtungen mit stationären Pflegeeinrichtungen.

Einführend erhielten die Teilnehmer eine kurze Zusammenfassung der Punkte, welche für stationäre Pflegeeinrichtungen von Bedeutung sind. Im Anschluss daran diskutierten sie anhand von Orientierungshilfen über ihre Erfahrungen mit stationären Pflegeeinrichtungen. Sie erhielten praktische Hinweise und Anregungen für eine zukünftige Zusammenarbeit und konnten erkennen, weshalb eine bisherige Zusammenarbeit möglicherweise erschwert ist. Das Ziel war es, sich in das das jeweils andere System hineinzudenken und daraus Ideen für die eigene Arbeit zu entwickeln.

Der Versorgungsauftrag einer stationären Pflegeeinrichtung im Bereich Hospiz- und Palliativversorgung beinhaltet drei Schwerpunkte:

1. Sterbebegleitung:
   Sie ist Teil der Pflege in der letzten Lebensphase und Bestandteil des Versorgungsauftrags.

2. Vernetzung:
   - Seit 2016 besteht die Verpflichtung, mit ambulanten Hospiz- und Palliativdiensten zusammenzuarbeiten und Kooperationsverträge zu schließen.
   - Verstärkte Zusammenarbeit mit Haus- und Fachärzten
   - Berichtspflicht an die Landesverbände der Pflegekassen, wie die Kooperation mit regionalen Netzwerken organisiert ist

3. Behandlung im Voraus planen:
   Gesundheitliche Versorgungsplanung für die letzte Lebensphase „kann" angeboten werden. Sie beinhaltet eine individuelle Beratung zu medizinischen, pflegerischen, psychosozialen und seelsorgerischen Themen. Eine entsprechende Vereinbarung zur Finanzierung dieser Leistung gibt es seit dem 13. 12. 2017.

Nach dieser kleinen Einführung erhielten die Teilnehmer den Auftrag, sich aus der eigenen ehrenamtlichen/beruflichen Rolle heraus eine ihnen bekannte stationäre Pflegeeinrichtung vorzustellen. Sie sollten die ausliegenden Orientierungshilfen für die Umsetzung von Hospizkultur und Palliativversorgung in Pflegeeinrichtungen lesen und mit Farbpunkten kennzeichnen. Jedem Teilnehmenden standen fünf grüne Punkte für Zustimmung und rote Punkte für Ablehnun zur Verfügung.

Die folgenden Orientierungshilfen sind entsprechend ihrer Zugehörigkeit in fünf Gruppen gegliedert:

1. Stationäre Pflegeeinrichtung
   - Die stationäre Pflegeeinrichtung spricht in ihrem Leitbild von Hospizkultur und Palliativversorgung und lebt diese im Alltag.
   - Die Bewohner, Angehörigen und die Mitarbeiter sind über die Möglichkeiten der hospizlichen und palliativen Begleitung und Versorgung informiert.
   - Alle Mitarbeiter sind ihrem Aufgabenschwerpunkt entsprechend auf die Begegnung mit palliativen Situationen vorbereitet.

- Bei Problemen- oder Entscheidungssituationen gibt es ein Verfahren zum Umgang mit z.B. ethischen Fragen.
- Für die Mitarbeiter gibt es zur Entlastung und Unterstützung in Krisensituationen Gesprächskreise, Supervision, etc.
- In der stat. Einrichtung gibt es ein Konzept zur (Weiter) Entwicklung von Hospizkultur und Palliativversorgung.

2. Netzwerk
Die Einrichtung ist in regionale und überregionale Netzwerke eingebunden. Sie kooperiert mit externen spezialisierten Partnern.

3. Bewohner
    - Die Wünsche, Bedürfnisse und Probleme der Bewohnerinnen und Bewohner werden ganzheitlich erfasst, bedarfsgerecht begleitet und mit allen Beteiligten abgestimmt.
    - In einer Palliativsituation der Bewohnerinnen und Bewohner findet eine bedarfsgerechte Versorgung durch Haus- und Fachärzte statt.
    - Die Bewohnerinnen und Bewohner haben die Möglichkeit zur Vorsorgeplanung.
    - Für die Bewohnerinnen und Bewohner gibt es Rituale für die Zeit nach dem Versterben von Bewohnerinnen und Bewohnern.

4. Angehörige
    - Die Angehörigen werden im Rahmen der Palliativversorgung frühzeitig in den Begleitungsprozess integriert und rechtzeitig ehrlich informiert.
    - Angehörige werden über Entlastungsangebote nach dem Versterben der Bewohnerinnen und Bewohner informiert, z.B. regionale Trauergruppen.

5. Mitbewohner
Mitbewohnerinnen und Mitbewohner werden nach dem Versterben der Bewohnerinnen und Bewohner mit ihren Bedürfnissen wahrgenommen.

Die Bearbeitung der verschiedenen Orientierungshilfen ergab folgende Punktezuordnung:

Stationäre Pflegeeinrichtung

Die stationäre Pflegeeinrichtung spricht in ihrem Leitbild von Hospizkultur und Palliativversorgung und lebt diese im Alltag.

Die Bewohner, Angehörigen und die Mitarbeiter sind über die Möglichkeiten der hospizlichen und palliativen Begleitung und Versorgung informiert.

In einer Palliativsituation der Bewohnerinnen und Bewohner findet eine bedarfsgerechte Versorgung durch Haus- und Fachärzte statt.

Für die Mitarbeiter gibt es zur Entlastung und Unterstützung in Krisensituationen Gesprächskreise, Supervision, etc.

Bei Problemen- oder Entscheidungssituationen gibt es ein Verfahren zum Umgang mit z.B. ethischen Fragen.

Alle Mitarbeiter sind ihrem Aufgabenschwerpunkt entsprechend auf die Begegnung mit palliativen Situationen vorbereitet.

In der stat. Einrichtung gibt es ein Konzept zur (Weiter) Entwicklung von Hospizkultur und Palliativversorgung.

Netzwerk

Die Einrichtung ist in regionale und überregionale Netzwerke eingebunden. Sie kooperiert mit externen spezialisierten Partnern.

Angehörige

Angehörige werden über Entlastungsangebote nach dem Versterben der Bewohnerinnen und Bewohner informiert, z.B. regionale Trauergruppen.

Die Angehörigen werden im Rahmen der Palliativversorgung frühzeitig in den Begleitungsprozess integriert und rechtzeitig ehrlich informiert.

Mitbewohner

Mitbewohnerinnen und Mitbewohner werden nach dem Versterben der Bewohnerinnen und Bewohner mit ihren Bedürfnissen wahrgenommen.

Bewohner

Die Wünsche, Bedürfnisse und Probleme der Bewohnerinnen und Bewohner werden ganzheitlich erfasst, bedarfsgerecht begleitet und mit allen Beteiligten abgestimmt.

Für die Bewohnerinnen und Bewohner gibt es Rituale für die Zeit nach dem Versterben von Bewohnerinnen und Bewohnern.

Die Bewohnerinnen und Bewohner haben die Möglichkeit zur Vorsorgeplanung.

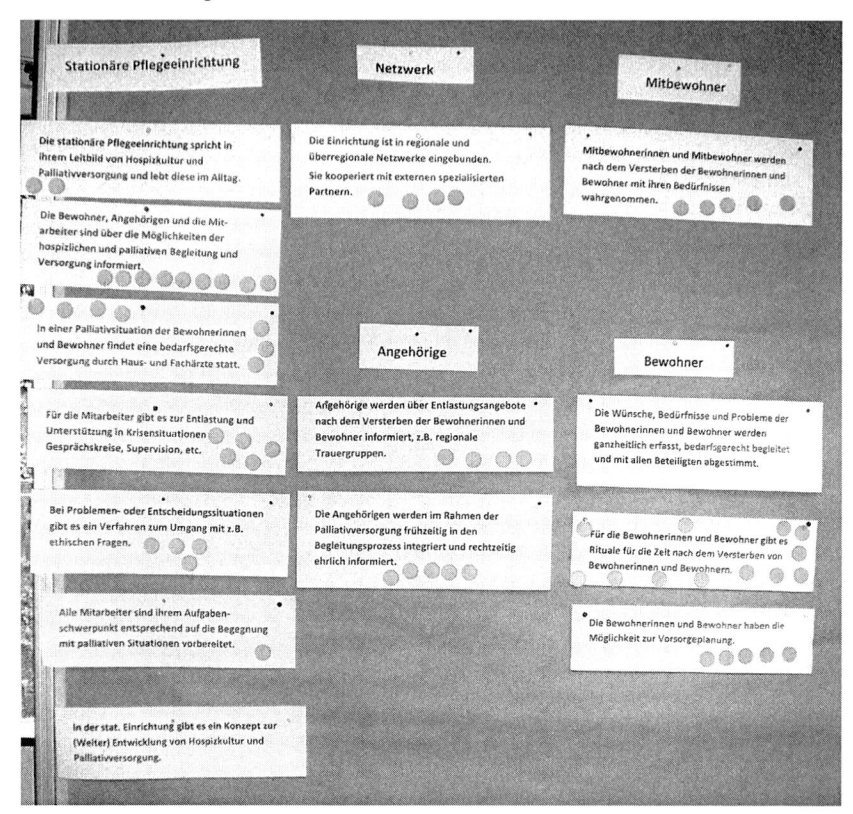

Abb. 1: Die Punkte markieren Zustimmung zu der jeweiligen Orientierungshilfe, erste Runde des Workshops

Arbeitsgruppe 4

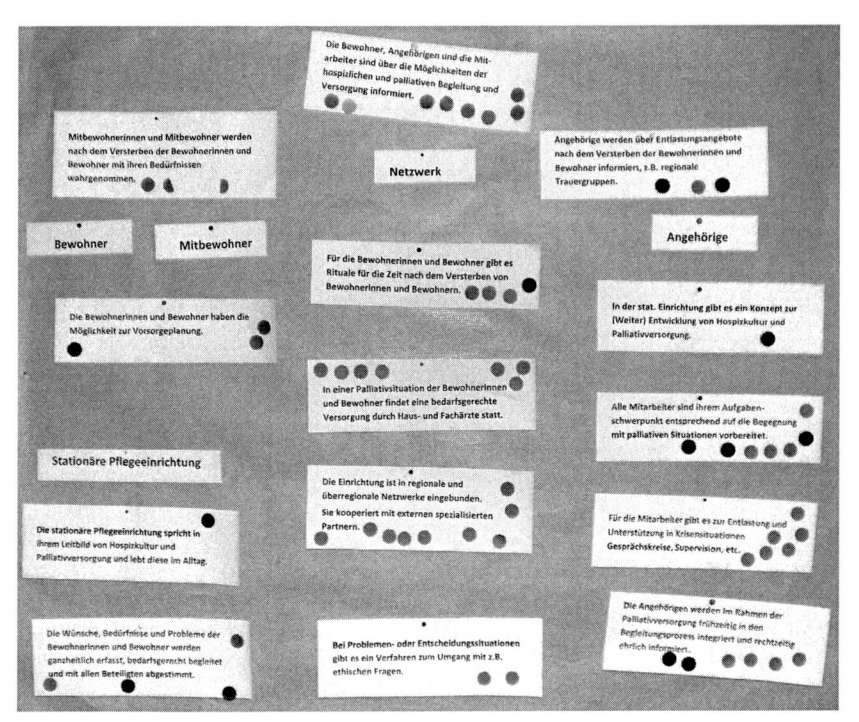

Abb. 2: Zustimmung zur (helle Punkte) bzw. Ablehnung (dunkle Punkte) der jeweiligen Orientierungshilfe, zweite Runde des Workshops

Im Anschluss an eine rege Diskussion besprach die Gruppe welche Bedeutung es für die ambulanten Hospizdienste hat, dass zwei ganz unterschiedliche Systeme aufeinander treffen, sowohl für die ehrenamtlichen als auch für die hauptamtlichen Mitarbeiter. Die hier aufgeführten Empfehlungen sind nicht als vollständig zu betrachten

Empfehlungen für die hauptamtlichen Mitarbeiter:
- Informationen zur stationären Einrichtung einholen (Struktur, etc.),
- feste Ansprechpartner, Palliativbeauftragten, Pflegedienstleitung, Wohnbereichsleitung,
- regelmäßige Kontaktbesuche (eigenes Zeitmanagement beachten!),

- Teilnahme an Palliativteams,
- …

Empfehlungen für die ehrenamtlichen Mitarbeiter:
- Vorbereitung für den Einsatz in einer stationären Pflegeeinrichtung,
- enge Begleitung der ehrenamtlichen Mitarbeiter durch die Koordinationskraft,
- Begleitung bei an Demenz erkrankten Bewohnerinnen und Bewohnern,
- die Rolle der Angehörigen,
- …

Fazit:
Ambulante Hospizdienste sollten mit Offenheit, Mut, ohne Erwartung, Gelassenheit, einem langen Atem und mit Geduld auf eine stationäre Pflegeeinrichtung zugehen. Kommunikationsschlüssel können Botschafter aus der Einrichtung sein und natürlich die eigene Präsenz. So kann der kleinste Hauch Dinge in Bewegung setzten.

„Der Langsamste, der sein Ziel nicht aus den Augen verliert, geht noch immer geschwinder, als jener, der ohne Ziel umherirrt." (G. E. Lessing)

Literatur

Handreichung des DHPV vom 15.04.2017: Empfehlungen der Fachgruppe „Hospizkultur und Palliativmedizin in stationären Pflegeeinrichtungen" zur Zusammenarbeit und Kooperationsgestaltung von Mitgliedseinrichtungen mit stationären Pflegeeinrichtungen http://www.dhpv.de/tl_files/public/Service/Broschueren/20170420_HR_Pflegeheime.pdf (abgerufen am 26.04.2018)

Alpha NRW: Leitfragen und Orientierungshilfen für die Umsetzung von Hospizkultur und Palliativversorgung in Pflegeeinrichtungen, https://alpha-nrw.de/hospizkultur-und-palliativversorgung-in-pflegeeinrichtungen-in-nrw/umsetzungshilfen-fuer-die-praxis/ (abgerufen am 26.04.2018)

Susanne Claus

Was brauchen Angehörige – insbesondere Kinder – im ambulanten Hospiz?

Arbeitsgruppe 5

1. Herausfordernde Familienkonstellationen aus systemischer Sicht: Kinder brauchen ... – Familien brauchen ...

Für Kinder ist die Situation, dass ein nahes Familienmitglied stirbt oder lebensbedrohlich erkrankt, Herausforderung und Verunsicherung. Sie brauchen Halt und Orientierung. Im Rahmen meiner zehnjährigen beruflichen Tätigkeit im ambulanten Hospiz habe ich immer wieder erfahren, dass es für Kinder wichtig ist, Halt und Orientierung möglichst in seinem ganz persönlichen Umfeld- in seiner Familie zu finden. Deshalb ist wichtig, bei der Frage „Was brauchen Kinder?" immer das gesamte Familiensystem im Blick zu haben. Ich beleuchte deshalb die Situation der Familien aus dem systemischen Blickwinkel. Theoretische Grundlage dafür ist u.a. ein Artikel von Annette Linne- Genth in der Zeitschrift „Leidfaden" (3/2015). Praktische Grundlage ist meine Erfahrung aus dem Bereich der Kinderhospizarbeit. Aspekte, die es zu berücksichtigen gilt, sind:

- Die Gemeinschaft in der Familie kann Halt und Orientierung geben. Ebenso kann aber auch das Gegenteil eintreten: Durch unterschiedlichen Umgang mit der Trauer entfremden sich Familienmitglieder voneinander
- Jedes Familienmitglied setzt sich auf seine individuelle Art und Weise mit dem Verlust und der Trauer auseinander. Dadurch kann eine Sprachlosigkeit entstehen, ein „nebeneinander" statt „miteinander". A. Linne-Genth betont, dass dies als „Schutzhaltung" in der ersten Zeit wichtig sein kann.

Genauso wichtig ist aber, dann wieder aufeinander zugehen zu können, Gefühle miteinander zu teilen, um sich in der Familie gegenseitig zu stützen und zu unterstützen.
- Hospizbegleiter*innen können dabei die Rolle von Vermittlern und Vermittlerinnen übernehmen, die zum Gespräch ermutigen und im Gespräch begleiten. Dabei können sie erkennen, wenn durch die individuell unterschiedliche Art zu trauern Missverständnisse entstehen, die eine gemeinsame Kultur des Trauerns verhindern. Begleiterinnen und Begleiter können dabei vermitteln und gegenseitiges Verständnis fördern.
- Wichtig dafür ist eine Bewusstheit über Unterschiedlichkeit in den Reaktionen in Situationen, die mit Trennung, Abschied, und Trauer zu tun haben.

2. Unterschiedliche Erstreaktionen in Trauer, Krisen und anderen schweren Situationen

Ruth-Mareike Smeding beschreibt in ihrem Buch „Trauer erschließen", dass auch vor dem Tod eines nahestehenden Menschen Angehörige Gefühle von Trauer haben und Trauerreaktionen zeigen („vorausgehende Trauer"). Sie beschreibt „Erstreaktionen in Trauer", die auch in Krisen und anderen herausfordernden Lebenssituationen beobachtet werden können. Im hospizlichen Kontext können wir diese Reaktionen bei Angehörigen – Kindern wie Erwachsenen – immer wieder beobachten. Sie zu kennen und ihre Unterschiedlichkeit im Blick zu haben, hilft, gerade im „System Familie" Unterschiede und Missverständnisse zu verstehen und entsprechend auch Verständnis zwischen Familienmitgliedern wecken zu können – auch und gerade in Hospizbegleitungen. Die vier „Erstzugänge" nach R. M. Smeding sind:
- *Fühlen:* Menschen, deren hauptsächlicher Zugang das Fühlen ist, zeigen sehr stark ihre Gefühle und haben oft auch ein starkes Bedürfnis, über die Gefühle der Trauer zu sprechen.
- *Denken:* Menschen, deren hauptsächlicher Zugang das Denken ist, wirken „kopfgesteuert"; sie planen ihren Umgang und den der Familien mit dem Abschied.

- *Handeln:* Manche Menschen brauchen das „Handeln", die Gewissheit, „etwas tun zu können". Ich habe dieses Bedürfnis, zu handeln, häufig bei Kindern beobachtet. Die Möglichkeit, zu handeln, gibt ihnen Orientierung und Sicherheit. Beides ist gerade für Kinder besonders wichtig.
- *Vermeiden:* Wichtig ist mir hier, zu betonen, dass auch das „Vermeiden" ein legitimer Weg des ersten Umgangs mit Trauer ist.

Missverständnisse und ggf. Entfremdungen oder Konflikte können entstehen, wenn die Erstzugänge der einzelnen Familienmitglieder sehr unterschiedlich sind. So habe ich ein Gespräch zwischen einer Ehefrau und einer Mutter eines schwerstkranken Mannes in Erinnerung: Während die Ehefrau sehr gefasst wirkte und detaillierte Pläne für den weiteren Umgang machte, warf ihr die weinende Mutter des Mannes vor, sie würde nicht wirklich trauern.

Als Begleiterinnen und Begleiter können wir Familienmitglieder ermutigen, über Erinnerungen und Gefühle, über Gemeinsamkeiten und Unterschiede in Wahrnehmung und Empfinden miteinander im Gespräch zu sein. So kann gegenseitiges Verständnis wachsen.

3. Gedanken zur Kommunikation mit Kindern (Blitzlichter)
(nach R. M. Smeding, Gespräche mit Kindern)

Kinder haben ein Anrecht auf ehrliche Antworten
Oft haben wir Erwachsenen das Bedürfnis, die Kinder zu schützen. Wir sprechen deshalb in ihrem Beisein nicht offen über die belastende Familiensituation, über eigene Trauer, Ängste und Fragen. Kinder haben aber ein feines Gespür für das, „was in der Luft liegt". So ist Unausgesprochenes oft viel beängstigender als offen ausgesprochene Ängste und Trauer.

Kinder brauchen verlässliche Begleiter*innen
Kinder brauchen Begleiter*innen, die für sie da sind und auf ihre Fragen und Gedanken eingehen, ohne auszuweichen. Dabei müssen wir Erwachsene nicht auf jede Frage eine Antwort haben. Kinder können verstehen, dass auch wir

manchmal Suchende und Fragende sind. So können wir mit den Kindern gemeinsam nach Antworten suchen.

Kinder wünschen sich Verlässlichkeit und Vertraulichkeit
Trotzdem kann es vom systemischen Blickwinkel oft hilfreich und wichtig erscheinen, Eltern oder andere Angehörige einzubeziehen. Dies können wir offen und ehrlich mit dem Kind besprechen („Ich glaube, es ist gut, mit Mama darüber zu sprechen – meinst du nicht?").

Kinder brauchen kindgemäße Antworten
Es kann hilfreich sein, die Todeskonzepte von Kindern unterschiedlicher Entwicklungsstufen im Hinterkopf zu haben, um die Kinder zu verstehen und auf Augenhöhe mit ihnen kommunizieren zu können.

4. Todeskonzepte von Kindern in verschiedenen Entwicklungsstufen
(nach M. Franz: Tabuthema Trauerarbeit)

Aufgrund der Kürze des Workshops können hier nur einzelne Aspekte genannt werden. Ich beschränke mich auf diejenigen Aspekte, deren Kenntnis sich in hospizlichen Begleitungen als hilfreich erwiesen hat:

Säuglinge und Babys:
- erleben mit der eigenen Geburt den ersten großen Abschied ihres Lebens,
- spüren die Trauer ihrer Bezugspersonen,
- nehmen die veränderte emotionale Situation als Verunsicherung wahr.
- Die plötzliche Abwesenheit einer verstorbenen Bezugsperson verstärkt die Unsicherheit
-

Kleinkinder:
- Kinder lernen, mit Trennungen umzugehen. Übergangsobjekte spielen eine Rolle.

- Im Dialog mit Bezugspersonen lernen Kinder, dass Objekte/Gegenstände unbelebt sind.
- Kinder lernen, zwischen tot und lebendig zu unterscheiden.
- Mit wachsender Sprachfähigkeit beginnen Kinder, Fragen zu stellen.

Vorschulkinder bis zum vierten Lebensjahr
- Egozentrisches Denken: Kinder können noch nicht zwischen den eigenen Vorstellungen und äußerer Realität unterscheiden.
- Magisches Denken: Das Kind meint, durch eigenes Wünschen die Wirklichkeit beeinflussen zu können. Es ist besonders wichtig, dies in der Begleitung zu berücksichtigen. Ängste und auch Schuldgefühle können dadurch entstehen („ich habe ihm gewünscht, dass er stirbt …").
- Kinder haben noch kein Verständnis davon, was „Tod" bedeutet („Opa friert doch im Grab …").

Vorschulkinder zwischen vier und sechs Jahren
- Weiterhin magisches Denken.
- „Kinder in dieser Altersstufe haben die Vorstellung, dass man vorrübergehend, ein bisschen, aber auch mehr oder weniger tot sein kann." (M. Franz)
- Grundschulkinder.
- Kinder beginnen, die Endgültigkeit des Todes zu begreifen.
- Kinder fragen, sowohl nach naturwissenschaftlichen Zusammenhängen, als auch nach Gefühlen („Wenn ich tot bin, bist du dann traurig?).

5. Kinder brauchen – Familien brauchen

Zum Abschluss möchte ich nochmal zum systemischen Blickwinkel zurückkehren. Die Pädagogin Margit Franz hat in ihrem Buch „Tabuthema Trauerarbeit" detailliert herausgearbeitet, was Kinder in Trauer brauchen. In ihrem Inhaltsverzeichnis beschreibt sie u.a. folgende Aspekte:

Kinder in Trauer brauchen:[1]
- Aufrichtige Antworten und kindgemäße Ausdrucksformen,
- Gemeinschaft und stärkende Rituale,
- Einfühlsame und aufmerksame Begleiterinnen und Begleiter,
- Orientierung, Stabilität und Kontinuität,
- „trauerfreie" Zonen.

In Anlehnung daran wurde in dem Workshop vor dem Hintergrund eines systemischen Blickwinkels erarbeitet, was in einer Familie in Trauer gebraucht wird: sowohl vom Familiensystem insgesamt, als auch von jedem einzelnen Familienmitglied:

Familien in Trauer brauchen …
- Menschen, die stärken und ermutigen,
- „Zuhörer" statt „Ratgeber",
- Ermutigung, im Gespräch zu bleiben, um Erinnerungen und Gefühle teilen zu können und um gemeinsame Antworten finden zu können,
- Ermutigung, gemeinsame Rituale zu entdecken und zu entwickeln.

Eltern in Trauer brauchen …
- Die Ermutigung, auch mit den Kindern gemeinsam eigene Gefühle offen zu zeigen,
- Das Zutrauen, dass sie der Resilienz ihrer Kinder vertrauen können,
- Ggf. Menschen, die dabei helfen, den Kindern „trauerfreie Zonen" (M. Franz) zu gewährleisten.

Jedes einzelne Familienmitglied braucht …
- Trost und Hoffnung,
- Gemeinschaft,
- Zeit für sich allein, für die eigene Trauer und Erinnerung.

---

[1] Margit Franz (2008): Tabuthema Trauerabeit: Kinder begleiten bei Abschied, Verlust und Tod, Don Bosco Medien, München ^{8}2008

Kathrin Leven-Keesen

Wo Worte allein nicht mehr hinreichen

Sterbebegleitung mit Tönen und Klängen
Arbeitsgruppe 8

Der Workshop – ein Selbsterfahrungskurs – richtete sich an Haupt- und Ehrenamtliche in der Hospizarbeit, die ihre Patienten/-innen mit Klang begleiten möchten.

Nach einer kurzen Einführung in das Wesen und die Wirksamkeit von Schwingung und Klang erhielten die Teilnehmenden Gelegenheit, Klangschalen mit verschiedenen Schlägeln sowie Zimbel und Glocke anzuspielen und deren Klang und Vibration „am eigenen Leib" zu erfahren. Danach berichtete ich über meine Praxis der Klangbegleitung schwerstkranker und sterbender Menschen. Zuletzt erhielten die Teilnehmenden dreißig Minuten lang eine Klangmassage und konnten im Anschluss daran ihre Erfahrungen austauschen.

Gedanken zu Wesen und Wirksamkeit des Klangs

Die Welt ist Klang oder: *Alles ist Klang* (*Nada Brahma*). Denn Klang ist Schwingung. Schwingung breitet sich aus, durchdringt alles und löst Resonanz aus. Resonanz versetzt in Schwingung und kann sie sogar verstärken. Alles schwingt.

Klang ist das erste, was wir hörend wahrnehmen in unserer vorgeburtlichen Existenz: den Klang der Stimme der Mutter, auch den Klang der Geräusche ihres Körpers und den der Außenwelt. Zeitlebens dann verstehen wir Klang auf einer unbewussten Ebene und reagieren auf ihn. So verrät uns der Stimmklang eines Menschen, was hinter dem Gesagten steht, er berührt und erreicht uns auf einer emotionalen Ebene: warm, liebevoll oder beruhigend gesprochene Worte schenken uns Zufriedenheit, Freude und Ruhe, ein aufgeregter Stimmklang versetzt auch uns in Erregung, – selbst dann, wenn wir den Wortsinn nicht verstehen. Der Klang einer Singstimme kann uns in ihren Bann ziehen oder befremden und – zumal in Verbindung mit Musik – starke Gefühle in uns hervorrufen. Dies sind Beispiele, die deutlich machen, dass Klang mächtig ist, weil er unser Innerstes erreicht und auf einer nicht-rationalen und unbewussten Ebene eine Reaktion hervorruft: Klang bringt uns in Resonanz, wir geraten selbst in Schwingung und damit in eine engere Verbindung mit dem Wesen der Welt, das auf Schwingung beruht. Die Welt ist Klang. Alles ist Klang. Nada Brahma.

Sterbebegleitung mit Tönen und Klängen – Praxis

Klang löst, entspannt und erweitert das Bewusstsein und eignet sich deshalb hervorragend zur palliativen Versorgung und Begleitung Schwerstkranker und Sterbender. Das Klangerlebnis kann mit Angehörigen geteilt werden. Es sollte jedenfalls in Absprache mit allen Beteiligten angeboten werden.

Die einfachste Art, Klang im Patientenzimmer zu erzeugen, ist die zu singen. Je nach körperlicher und seelischer Verfassung des/der Kranken (und seiner/ihrer Angehörigen) kann auch gemeinsam gesungen werden. Wie sehr das Singen belebt, befreit, fröhlich und sogar glücklich macht, kann man gut an sich selbst ausprobieren.

Eine besondere Möglichkeit, Patienten heilsamen Klang zu bringen, bietet das Spielen eines oder mehrerer Instrumente. Empfehlenswert sind Klangschalen, Monochord, Kantele, Harfe u.ä., da sie aufgrund ihrer obertonreichen Klangeigenschaften eine besonders entspannende Wirkung haben. Ihre Schwingungen erreichen das Innerste unseres Körpers und berühren auch unser seelisches Sein. Messungen der Gehirnströme während einer Klangtherapie haben gezeigt, dass unser Gehirn dabei wenigstens in den Alpha-Zustand (8-12 Hz) gerät: man ist wach, entspannt, ruhig, kreativ. Mitunter stellt sich sogar der Theta-Zustand (3-8 Hz) ein, ein Traumschlaf in sehr tiefer Entspannung, in dem das Unterbewusstsein aktiv ist.

Als ausgebildete Klangschalentherapeutin (nach Walter Häfner) benutze ich für meine Klangbegleitungen vorwiegend Klangschalen und lasse den/die Patienten/-in selbst entscheiden, ob er/sie mit nur einer oder mehreren davon beklungen werden möchte. Sofern möglich, lasse ich zunächst eine Schale halten oder stelle eine solche auf den Körper, jedoch nicht auf erkrankte oder operierte Stellen, weil dies Schmerzen auslösen kann. Klang und Vibration werden sofort „verstanden", und ich erkläre kurz das Procedere der Beklingung und was sie bewirken kann. Dieses Vorgespräch nutze ich auch, um zu erfahren und zu erfassen, in welchem körperlichen und seelischen Zustand sich der/die Patient/-in gerade befindet. Danach bitte ich ihn/sie, sich bequem und wohlig warm zu lagern. Sollte dazu Hilfe nötig sein, ziehe ich eine Pflegekraft hinzu. Des weiteren sorge ich vor, dass keine störenden Außengeräusche auftreten können. Schließlich stelle ich die Klangschalen vor oder um das Lager des/der Patienten/-in auf. Meist wird das „volle Programm" gewünscht, das heißt, eine Beklingung mit neun Klangschalen, die sehr harmonisch aufeinander abgestimmt sind. Wir verabreden, dass der/die Patient/-in sich unbedingt bemerkbar macht, wenn ihm/ihr etwas unangenehm ist, damit ich sofort darauf reagieren kann. Ich spiele die Klangschalen ca. dreißig Minuten in mehreren strukturierten Einheiten und gebe dabei acht: ist alles in Ordnung? Fühlt sich der/die Patient/-in wohl? Fast immer fallen meine „Schützlinge" bereits nach wenigen Minuten in Schlaf, für mich hörbar an der veränderten Atmung. An die Beklingung schließe ich eine Ruhezeit von fünf bis acht Minuten an in absoluter Stille. Danach hole ich den/die Patienten/-in zurück, indem ich ihn/sie anspreche mit der Bitte, ins Hier- und Jetztsein zurückzufinden. Wie ein Kind, das morgens zur Schule geweckt werden muss, scheint er/sie von ganz weit her zu kommen, entspannt, glücklich, auch verwundert. Und dann wird erzählt, was während der Beklingung erlebt und gesehen wurde. Die Worte dafür zu finden, fällt nicht immer leicht. Ich höre zu, frage behutsam nach, gehe innerlich mit, beschenkt mit Vertrauen und Dankbarkeit.

Nie werde ich das „Danke" eines komatösen Patienten vergessen, den ich kurz vor seinem Tod beklungen hatte.

Axel Kawalla

Das brüchige Bild vom eigenen Sterben

Eine kreative Suche mit Farben und Formen. Ablauf und Inspiration der Arbeitsgruppe 9

Vorstellungsrunde
Vorstellung der Person (Name, Wohnort) und Frage zum Thema: Wann hast du zum letzten Mal an Deinen eigenen Tod gedacht?

ICH als Farbe und Form
Einfarbig mit Wachsmalern

Das ICH und das DANACH
Darüber auf Transparent-Papier, einfarbig: das DANACH
Ausstellung
Jede/r beschreibt behutsam das Bild der linken Nachbarin.

Lesung aus dem Tagebuch von Christoph Schlingensief:
So schön wie hier kann's im Himmel gar nicht sein. Tagebuch einer Krebserkrankung, Kiepenheuer&Witsch, ISBN: 978-3-462-04111-8.

Das IDEALE STERBEN
Zeichnung, Text: Hast du Erfahrungen und / oder ein Bild für ideales Sterben? Austausch in Dreier-Gruppen.

Austausch im Plenum
Ward ihr euch einig oder gab es Streit darüber, wie es ideal wäre zu sterben? Kann man etwas machen, damit es so kommt?

Was macht ihr, damit ein/e Sterbende/r so sterben kann?
Was macht ihr, wenn ihr nichts dazu tun könnt?

Lesung Gedicht
Guenter Bruno Fuchs: Für ein Kind

Kurze Feedback-Runde

***

Zum Buch von Christoph Schlingensief:

„Ich habe lernen müssen, auf dem Sofa zu liegen und nichts anderes zu tun, als Gedanken zu denken."

Wie weiterleben, wenn man von einem Moment auf den anderen aus der Lebensbahn geworfen wird, wenn der Tod plötzlich nahe rückt? Mit seinem Tagebuch einer Krebserkrankung lässt uns Christoph Schlingensief teilhaben an seiner eindringlichen Suche nach sich selbst, nach Gott, nach der Liebe zum Leben.

Im Januar 2008 wird bei dem bekannten Film-, Theater- und Opernregisseur, Aktions- und Installationskünstler Christoph Schlingensief Lungenkrebs diagnostiziert. Ein Lungenflügel wird entfernt, Chemotherapie und Bestrahlungen folgen, die Prognose ist ungewiss – ein Albtraum der Freiheitsberaubung, aus dem es kein Erwachen zu geben scheint.

Doch schon einige Tage nach der Diagnose beginnt Christoph Schlingensief zu sprechen, mit sich selbst, mit Freunden, mit seinem toten Vater, mit Gott – fast immer eingeschaltet: ein Diktiergerät, das diese Gespräche aufzeichnet. Mal wütend und trotzig, mal traurig und verzweifelt, aber immer mit berührender Poesie und Wärme umkreist er die Fragen, die ihm die Krankheit aufzwingen: Wer ist man gewesen? Was kann man noch werden? Wie weiterarbeiten, wenn das Tempo der Welt plötzlich zu schnell geworden ist? Wie lernen, sich in der Krankheit einzurichten? Wie sterben, wenn sich die Dinge zum Schlechten wenden? Und wo ist eigentlich Gott?

Dieses bewegende Protokoll einer Selbstbefragung ist ein Geschenk an uns alle, an Kranke wie Gesunde, denen allzu oft die Worte fehlen, wenn Krankheit und Tod in das Leben einbrechen. Eine Kur der Worte gegen das Verstummen – und nicht zuletzt eine Liebeserklärung an diese Welt.

ANHANG

Tagungsprogramm

FREITAG, 27. APRIL 2018

15.30   Anreise der Teilnehmer zu Kaffee, Tee, Kuchen

16.00   **Begrüßung und Eröffnung**
Dr. habil. Monika C. M. Müller, Ev. Akademie Loccum
Andrea Peschke, Pastorin, Hospiz- und Palliativarbeit, Ev.-luth. Landeskirche Hannovers, Hannover
Dr. Michael Coors, Pastor, Zentrum für Gesundheitsethik, Hannover

Von gestrigen Zielen bis zur heutigen Wirklichkeit. Und wie sieht gute Hospizarbeit morgen aus?
Prof. Dr. Dr. Reimer Gronemeyer, Institut für Soziologie, Gießen

Wie steht es um die Hospizarbeit in Niedersachsen?
Ulrich Domdey, Vorsitzender, Landesstützpunkt Hospizarbeit und Palliativvorsorge Niedersachsen, Celle

Gemeinsame Diskussion

18.30   Abendessen

19.30   **Was haben wir erreicht? Was bleibt offen und zu hoffen?**
Austausch über Erfahrungen aus dem praktischen Alltagsleben in Kleingruppen

21.15   Ausklang auf der Galerie

Tagungsprogramm

SAMSTAG, 28. APRIL 2018

08.15 Morgenandacht, anschl. Frühstück

Wenn die Vorstellung vom „schönen Sterben" auf eine andere Wirklichkeit trifft

09:30 **Was war, wurde und ist ein „guter Tod"?**
Dr. Florian Greiner, Neuere und Neueste Geschichte, Universität Augsburg

Sterben und sterben lassen! Welche Haltung brauchen Begleiter? Wie kann diese vermittelt werden?
Barbara Denkers, Diakonin, Seelsorgerin, Ev. Seelsorge an der Medizinischen Hochschule Hannover, Hannover

Darf man in der schön-wohlwollenden Hospiz- und Palliativumgebung unschön sterben?
Prof. Dr. Dr. Hartmut Remmers, Leiter Abteilung Pflegewissenschaft, Institut für Gesundheitsforschung, Universität Osnabrück

12.30 Mittagessen, anschl. Gelegenheit zur Besichtigung des 1163 gestifteten Zisterzienser-Klosters Loccum

15.00 Kaffee, Tee, Kuchen

15.30 Parallele Workshops (zwei Durchgänge, für WS-Wechsel)

(1) Hospiz – ist auch drin, was draufsteht?
Ulrich Domdey und Rosemarie Fischer, Landesstützpunkt Hospizarbeit und Palliativvorsorge Niedersachsen, Celle

(2) **Wenn der Sterbende meine Vorstellungen durchkreuzt ...**
Barbara Denkers, Diakonin, Seelsorgerin

(3) **Nach langer Krankheit plötzlich und unerwartet?!**
Was ist ein „plötzlicher" Tod? (Gut gemeinte) Hilfen
Annette Oetjen, Koordinatorin, Hospizgruppe Leinebergland e. V., Alfeld

(4) **Der kleinste Hauch kann Dinge in Bewegung setzen – Hospizdienst in einer stationären Pflegeeinrichtung**
Barbara Weißbrich, Koordinatorin Ambulanter Hospizdienst Sonnenhof, Obernkirchen/Auetal

(5) **Welche Begleitung brauchen Angehörige, insbesondere Kinder, im ambulanten Hospiz?**
Susanne Claus, Diakonin, Kindertrauerbegleiterin, Ev. Heimvolkshochschule Loccum

(6) **Begleitung von Menschen anderer Religionen**
Andreas Kunze-Harper, Pastor, Ev.-luth. Landeskirche Hannovers, Zentrum für Seelsorge, Uelzen

(7) **Ärztliche Perspektiven auf den Umgang mit schwierigen Situationen in der Versorgung von Patienten**
Dr. med. Sabine Pierow, Palliativmedizinerin, Fachärztin für Allgemeinmedizin und Arbeitsmedizin, Lehrte

(8) **Wo Worte allein nicht mehr hin reichen. Sterbebegleitung mit Tönen und Klängen**
Dr. phil. Kathrin Leven-Keesen, Musikwissenschaftlerin und Klangtherapeutin, Göttingen

(9) **Das brüchige Bild vom eigenen Sterben. Eine kreative Suche mit Farben und Formen**
Axel Kawalla, Pastor, HIV- und AIDS-Seelsorge in der Hannoverschen Landeskirche, Hannover

Tagungsprogramm

18.30 Abendessen

20.00 **Kleines Konzert in der Klosterkirche**
Rolf Brüggemann (Saxofon, Flöte) und *Tom W. Knobloch* (Irish Bouzouki), Minden

21.15 Ausklang auf der Galerie

SONNTAG, 29. APRIL 2018

08.15 Morgenandacht, anschl. Frühstück

09.30 **Welche Herausforderungen stellen sich für die Hospizarbeit in Bezug auf ...**

... die Sterbebegleitung in Pflegeeinrichtungen?
Dirk Müller, Altenpfleger, MAS (Palliative Care), Projektleiter Kompetenzzentrum Palliative Geriatrie, Berlin

... die Sterbebegleitung von Menschen mit Behinderungen?
Dr. Katrin Grüber, Leiterin, Institut Mensch, Ethik und Wissenschaft, Berlin

... die weitere Mitgestaltung von Gesellschaft und Politik?
Gerda Graf, Vorsitzende Hospizbewegung Düren-Jülich, Ehrenvorsitzende, DHPV, Düren

11.20 **Wohin will – soll sich die Hospizarbeit entwickeln?**
Gemeinsame Diskussion mit Referierenden und Teilnehmenden

12.30 Ende der Tagung mit dem Mittagessen

Kurzbiografien der Autorinnen und Autoren

Susanne Claus
Diakonin, Diplom- Sozialpädagogin, Kinder- Trauerbegleiterin. In den 90'ger Jahren Diakonin in der Ev.- luth. Christopherusgemeinde und Lehrerin für „Ev. Religion" an der Freien Rudolph-Steiner-Schule in Ottersberg. Studium der Sozialpädagogik Universität in Bremen; 2006-2016 Koordinatorin im „Verein Kinderhospizdienst Löwenherz"; Aufbau der ambulanten Kinderhospizarbeit in Bremen; Schulung und Begleitung Ehrenamtlicher, Beratung der Familien schwerstkranker Kinder. Seit Oktober 2016 pädagogisch-theologische Mitarbeiterin an der Ev. Heimvolkshochschule in Loccum; inhaltliche Schwerpunkte: Seminare und Weiterbildung im Bereich „Trauerbegleitung".

Barbara Denkers
Diakonin, arbeitet seit 27 Jahren in der Krankenhausseelsorge, davon fast 24 Jahre in der Medizinischen Hochschule Hannover; acht Jahre Seelsorgerin auf der Palliativstation der MHH; 10 Jahre Co-Leitung der Vorbereitungskurse für Ehrenamtliche in der Hospizarbeit der Johanniter; seit 2016 zusätzlicher Auftrag für Supervision, Lehrsupervision und Kursleitung in der Seelsorge-Ausbildung.
    Lehrsupervisorin DGfP/KSA und Coach (INKUR), Diakonin, Krankenhausseelsorgerin, Ev. Klinikpfarramt an der MHH, 30623 Hannover, barbara_denkers@yahoo.de

Ulrich Domdey
Diplom-Theologe, Vorsitzender des Landesstützpunktes Hospizarbeit und Palliativversorgung Niedersachsen e. V. Er engagiert sich seit 30 Jahren ehrenamtlich in der Hospizarbeit in Hildesheim und seit Gründung der Hospiz LAG

Nds. 1993 auch auf der Niedersachsenebene in verschiedenen Funktionen und Aufgaben. Sein Schwerpunkt ist die Qualifizierung und Weiterentwicklung des Ehrenamtes in der Hospizarbeit. E-Mail: ulrich.domdey@hospiz-palliativ-nds.de

Gerda Graf
Staatsexamen in der Krankenpflege, Studium Pflegemanagement in Duisburg; seit 1993 stellvertretende Vorsitzende der ambulanten Hospizbewegung Düren-Jülich e.v., seit 1994 Aufbau und Leitung eines stationäres Hospiz im Kreis Düren; 1997 – 2006 ehrenamtliche Vorsitzende des DHPV e.V., jetzt Ehrenvorsitzende; Aufbau hospizlicher Strukturen in Pflegeeinrichtungen (1994-2015), Auszeichnungen für Verdienste um die Hospizarbeit: Kulturpreis Europa 2013; Innecken-Prüss-Preis 2015; Mitbegründerin von "Die Hospiz Zeitschrift. Fachforum für Hospiz- und Palliativarbeit" (1999); "BUNDES-HOSPIZ-ANZEIGER für eine öffentliche Information über die Palliative Versorgung am Lebensende im Deutschen Gesundheitswesen" (2003).

Dr. Florian Greiner
Studium der Neueren und Neuesten Geschichte, Wissenschaftlichen Politik und des Öffentlichen Rechts in Freiburg und Wien; Promotion 2013 an der Universität Potsdam; seit 2013 Wissenschaftlicher Mitarbeiter am Lehrstuhl für Neuere und Neueste Geschichte der Universität Augsburg; aktuelles Forschungsprojekt zur „Zeitgeschichte des Sterbens", das seit November 2016 von der Deutschen Forschungsgemeinschaft finanziert wird; weitere Forschungsschwerpunkte: Europäische Integrationsgeschichte, transatlantische Kultur- und Mediengeschichte.

Prof. Dr. Dr. Reimer Gronemeyer
Studium der evangelischen Theologie in Hamburg, Heidelberg und Edinburgh; 1971 Promotion mit einer Arbeit zu den Paulusbriefen; Pfarrer in Hamburg. Danach Studium der Soziologie; seit 1975 Professor für Soziologie an der Justus-Liebig-Universität in Gießen. Forschungsschwerpunkte: Fragen des Alterns in der Gesellschaft; seit Mitte der 1990er Jahre Demenz, Hospizbewegung und

Palliative Care. Engagiert in einer Reihe von Vereinen und Stiftungen zu diesen Fragen: Vorstandsvorsitzender der Aktion Demenz e. V., Gießen und von Pallium – Forschung und Hilfe für soziale Projekte e. V., Gießen; Mitglied im Stiftungsrat der Deutschen Hospiz- und Palliativstiftung, Berlin, im wissenschaftlichen Beirat des Deutschen Hospiz- und PalliativVerbands e.V., Berlin und im Kuratorium Hospiz Mittelhessen e.V., Wetzlar..

Dr. Katrin Grüber
Studium für das Lehramt an Gymnasien in den Fächern Biologie und Chemie; Promotion am Lehrstuhl für Entwicklungsphysiologie an der Universität Tübingen; 1990 – 2000 Mitglied des Nordrhein-Westfälischen Landtags (1990 – 2000); Lehrbeauftragte im Fach Politikwissenschaft an der Fakultät für Philosophie der Universität Düsseldorf (1995 – 2000) und am Institut für Pflegewissenschaft in Witten-Herdecke (2001). Seit 2001 Leitung des gemeinnützigen Instituts „Mensch Ethik Wissenschaft" in Berlin. Forschungsschwerpunkt: Umsetzung der Konvention über die Rechte von Menschen mit Behinderungen.

Michael May
Pfarrer im Referat Diakonische Entwicklung – Ethik – Seelsorge der Stiftung kreuznacher diakonie; pastorale Aufgaben im Geschäftsfeld Leben mit Behinderung und Referent für Medizinethik . Bioethikbeauftragter des Bundesverbandes evangelische Behindertenhilfe .

Dirk Müller
Exam. Altenpfleger (Palliative Care); I MAS (Palliative Care); I Fundraising Manager (FH); Leiter Bereich Hospiz und Palliative Geriatrie/ Kompetenzzentrum Palliative Geriatrie im UNIONHILFSWERK; Vorsitzender Fachgesellschaft Palliative Geriatrie (FGPG) I Vorsitzender Hospiz- und PalliativVerband Berlin. Tel: +49 (0)30 – 42 26 58 33 / Mail: dirk.mueller@unionhilfswerk.de

Hartmut Remmers
Professor Dr. phil., Leiter der Abteilung Pflegewissenschaft im Institut für Gesundheitsforschung und Bildung der Universität Osnabrück. Studium der

Soziologie, Philosophie, Geschichte, Sozialpsychologie und Germanistik. Promotion Leibniz-Universität Hannover, Habilitation Universität Bremen. Seit 2001 Leiter des Lehramtsstudiengangs Pflegewissenschaft. Arbeitsschwerpunkte u.a.: theoretische Grundlagen der Pflegewissenschaft, onkologische Pflege, Palliative Care, Altern und Technik, Ethik im Gesundheitswesen. Herausgeber der Schriftenreihe ›Pflegewissenschaft und Pflegebildung‹. Zahlreiche beratende Tätigkeiten für Bundes- und Landesministerien, Fachgesellschaften, Wissenschaftsorganisationen.

Barbara Weißbrich
Gelernte examinierte Krankenschwester mit Fachweiterbildung onkologische Pflege, Praxisanleiterin und Palliativ Care, jetzt Leitung und Koordinatorin für den Ambulanten Hospizdienst Sonnenhof für Obernkirchen, Auetal und Umgebung und Trauerbegleiterin (BVT). hospizdienst@sonnenhof-obernkirchen.de.

Sabine Pierow
Praxis für Allgemein- und Arbeitsmedizin am Krankenhaus Lehrte

Kurzbiographie der Herausgeberin

Dr. habil. Monika C. M. Müller
Ausbildung und Ausübung eines handwerklichen Berufs; zweiter Bildungsweg (Comenius Kolleg Mettingen, Abitur); Studium der Biologie (Diplom), Osnabrück. 1993-2007 Wissenschaftliche Mitarbeiterin AG Spezielle Zoologie, parallel Promotion (1999, scl) und Habilitation (2005) im Fach Zoologie; Stipendium des Ev. Studienwerkes e.V. Villigst. Seit 01/2008 Studienleiterin, Evangelische Akademie Loccum, Arbeitsbereich Naturwissenschaften, Ökologie und Umweltpolitik. Seit 11/2016 Mitglied Nationales Begleitgremium (NBG) Endlagersuche in Deutschland.

Loccumer Protokolle zum Thema

Ausgewählte Tagungsdokumentationen der Evangelischen Akademie Loccum aus der Reihe „Loccumer Protokolle". Eine vollständige Auflistung der lieferbaren Veröffentlichungen finden Sie im Internet unter www.loccum.de oder wird auf Anfrage verschickt. Bestellungen bitte unter Angabe der Protokollnummer entweder im Internet oder über den Buchhandel oder direkt an:

Evangelische Akademie Loccum
Protokollstelle
Postfach 2158
31545 Rehburg-Loccum
Telefon: 05766/81-119; Telefax: 05766/81-900
E-Mail: Christine.Poltier@evlka.de

16/15   Begleitung an der Grenze.
        18. Loccumer Hospiztagung
        Hrsg. v. Gabriele Arndt-Sandrock, Rehburg-Loccum 2015,
        ISBN 978-3-8172-1615-4, 96 Seiten, 9,00 €.

17/14   Macht.Tod.Sinn?
        17. Loccumer Hospiztagung
        Hrsg. v. Gabriele Arndt-Sandrock, Rehburg-Loccum 2014,
        ISBN 978-3-8172-1714-4, 84 Seiten, 9,00 €.

12/14   Was ist ein gutes Leben?
        Mehr als eine flüchtige Frage nach dem schnellen Glück
        Hrsg. v. Monika C. M. Müller, Stephan Schaede und Gerald Hartung, Rehburg-Loccum 2014, ISBN 978-3-8172-1214-9,
        206 Seiten, 12,00 €.

18/13 **Wie viele Teams verträgt das Sterben?**
16. Loccumer Hospiztagung
Hrsg. v. Gabriele Arndt-Sandrock, Rehburg-Loccum 2014,
ISBN 978-3-8172-1813-4, 86 Seiten, 9,00 €.

19/12 **Was ist gutes Sterben?**
15. Loccumer Hospiztagung
Hrsg. v. Gabriele Arndt-Sandrock, Rehburg-Loccum 2012,
ISBN 978-3-8172-1912-4, 114 Seiten, 9,00 €.

15/11 **Wie viel Tod verträgt der Mensch?**
14. Loccumer Hospiztagung
Hrsg. v. Gabriele Arndt-Sandrock, Rehburg-Loccum 2011,
ISBN 978-3-8172-1511-9, 116 Seiten, 9,00 €.

60/10 **Sind Sie gut genug? –**
Zur (Selbst)-Optimierung und Vervollkommnung des Menschen
Hrsg. v. Monika C. M. Müller, Gerald Hartung, Stephan Schaede,
Rehburg-Loccum 2011, ISBN 978-3-8172-6010-2,
172 Seiten, 12,00 €.

08/10 **Alte Wege – Neue Pfade.**
Anfänge, Stationen, Perspektiven der Hospizarbeit
Hrsg. v. Gabriele Arndt-Sandrock, Rehburg-Loccum 2011,
ISBN 978-3-8172-0810-4, 120 Seiten, 9,00 €.

14/09 **Das wollte ich nicht. Das waren meine Gene!**
Von Darwins Evolutionstheorie zur evolutionären Ethik
Hrsg. v. Monika C. M. Müller und Stephan Schaede,
Rehburg-Loccum 2010, ISBN 978-3-8172-1409-9,
204 Seiten, 12,00 €.

58/08 Der Mensch als Vorbild, Partner und Patient von Robotern.
Bionik an der Schnittstelle Mensch – Maschine
Hrsg. v. Monika C. M. Müller, Rehburg-Loccum 2009,
ISBN 978-3-8172-5808-6, 176 Seiten, 12,00 €.

16/08 Aus Erfahrung gut?
**Qualitätssicherung in der Hospizarbeit,
11. Loccumer Hospiztagung**
Hrsg. v. Martin Laube, Rehburg-Loccum 2009,
ISBN 978-3-8172-1608-6, 144 Seiten, 9,00 €.